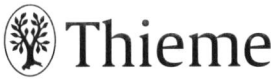

Akuttherapie schizophrener Patienten

Hans-Peter Volz
Frank-Gerald Pajonk

7 Abbildungen
15 Tabellen

Georg Thieme Verlag
Stuttgart · New York

PD Dr. H.-P. Volz
Bezirkskrankenhaus für Psychiatrie
und Psychotherapie
Schloss Werneck
Balthasar-Neumann-Platz 1
97470 Werneck

Dr. F.-G. Pajonk
Universität des Saarlandes
Nervenklinik und Poliklinik/Psychiatrie
und Psychotherapie
Postfach
66421 Homburg (Saar)

*Bibliografische Information der
Deutschen Bibliothek*

Die Deutsche Bibliothek verzeichnet
diese Publikation in der Deutschen
Nationalbibliografie; detaillierte bibliografische Daten sind im Internet
über http://dnb.ddb.de abrufbar.

© 2003 Georg Thieme Verlag
Rüdigerstraße 14
70469 Stuttgart
Unsere Homepage:
http://www.thieme.de

Printed in Germany

Umschlaggestaltung:
 Thieme Verlagsgruppe
Satz und Verarbeitung:
 Druckerei Sommer, Feuchtwangen

ISBN 3-13-132971-8   1 2 3 4 5 6

Wichtiger Hinweis: Wie jede Wis-
senschaft ist die Medizin ständigen
Entwicklungen unterworfen. Forschung und klinische Erfahrung er-
weitern unsere Erkenntnisse, insbesondere was Behandlung und medikamentöse Therapie anbelangt. Soweit in diesem Buch eine Dosierung
oder eine Applikation erwähnt wird,
darf der Leser zwar darauf vertrauen,
dass Autoren, Herausgeber und Verlag
große Sorgfalt darauf verwandt haben, dass diese Angabe **dem Wissens-
stand bei Fertigstellung des Buches**
entspricht.
Für Angaben über Dosierungsanwei-
sungen und Applikationsformen kann
vom Verlag jedoch keine Gewähr
übernommen werden. **Jeder Benutzer ist angehalten**, durch sorgfältige
Prüfung der Beipackzettel der verwendeten Präparate und gegebenenfalls nach Konsultation eines Spezia-
listen festzustellen, ob die dort gege-
bene Empfehlung für Dosierungen
oder die Beachtung von Kontraindikationen gegenüber der Angabe in diesem Buch abweicht. Eine solche Prüfung ist besonders wichtig bei selten
verwendeten Präparaten oder solchen, die neu auf den Markt gebracht
worden sind. **Jede Dosierung oder
Applikation erfolgt auf eigene Gefahr des Benutzers.** Autoren und Verlag appellieren an jeden Benutzer,
ihm etwa auffallende Ungenauigkei-
ten dem Verlag mitzuteilen.
Geschützte Warennamen (Warenzei-
chen) werden **nicht** besonders kennt-
lich gemacht. Aus dem Fehlen eines
solchen Hinweises kann also nicht ge-
schlossen werden, dass es sich um einen freien Warennamen handelt.
Das Buch, einschließlich aller seiner
Teile, ist urheberrechtlich geschützt.
Jede Verwertung außerhalb der engen
Grenzen des Urheberrechtsgesetzes
ist ohne Zustimmung des Verlages
unzulässig und strafbar. Das gilt
insbesondere für Vervielfältigungen,
Übersetzungen, Mikroverfilmungen
und die Einspeicherung und Verarbeitung in elektronischen Systemen.

Vorwort

Noch ein Büchlein über Schizophrenie und deren Behandlungs-methoden, was soll das? Das mag sich manch einer fragen, wenn er die Ankündigung des jetzt vorliegenden Bändchens sieht oder dieses gar selbst in Händen hält. Und in der Tat muss man sich dies fragen. Dennoch haben wir dieses sehr stark aus der Sicht des Klinikers geschriebene Buch erarbeitet, in erster Linie um dem in der Diagnostik und der Behandlung der Schizophrenie nicht so erfahrenen Arzt (Assistenzarzt/AIP in der Psychiatrie, Allgemeinarzt, Medizinstudent) einen sehr konsisen, strukturierten Überlick an die Hand zu geben. Hierbei teilt sich das Buch in zwei große Abschnitte: Im ersten Teil werden allgemeine Aspekte der Diagnose und Therapie abgehandelt, während im zweiten Teil am Beispiel des breit eingesetzten atypischen Neuroleptikums Risperidons konkrete medikamentöse Behandlungsanweisungen vermittelt werden. Somit kann unmittelbar erworbenes Wissen umgesetzt werden. Das Buch berücksichtigt hierbei aktuelle wissenschaftliche Erkenntnisse sowohl aus der Grundlagenwissenschaft als auch aus klinischen Untersuchungen. Hierbei steht aber immer der Praxisbezug im Vordergrund. Wir sind der Meinung, dass nach aufmerksamen Lesen dieser kurzen Darstellung die Basis für einen sicheren diagnostischen und therapeutischen Umgang mit schizophren Erkrankten gelegt ist.

Hans-Peter Volz und Frank-Gerald Pajonk
Oktober 2002, Werneck und Homburg/Saar

Inhaltsverzeichnis

1. Diagnostik

Die schizophrene Erkrankung besteht in ihrem Kern aus einer vielgestaltigen Störung der Denkvorgänge, die sich in zahlreichen einzelnen psychiatrischen Symptomen manifestiert und erhebliches Leid bei den Betroffenen und ihren Angehörigen auslöst.

Während Kraepelin (1913) die Psychosen in zwei Gruppen – das „manisch-depressive Irresein" und die „Dementia praecox" – einteilte und davon ausging, dass es sich bei der Dementia praecox um eine bevorzugt bei jüngeren Erwachsenen auftretende Erkrankung mit irreversiblem, demenziellen Verlauf handele, fand E. Bleuler (1911), dass bei weitem nicht alle Erkrankungen einen so deletären Verlauf nehmen. Basierend auf dem Querschnittsbefund unterschied er zwischen Grundsymptomen (den vier „A"'s: Assoziationsstörung, Affektstörung, Autismus, Ambivalenz) und den akzessorischen Symptomen, die vor allem produktive Symptome wie Sinnestäuschungen, Wahnideen, Ich-Störungen, Veränderung von Sprache und Schrift sowie vegetative und katatone Symptome umfassen. Für die Diagnose entscheidend, wenngleich schwerer erfassbar, betrachtet Bleuler die Grundsymptome. Es war auch Bleuler, der den Begriff Schizophrenie für die beschriebene Störung einführte.

Der Begriff „schizophren" stammt aus dem Griechischen und bedeutet „ich spalte den Geist". Bleuler ging aber weniger von einer Spaltung des Geistes im wörtlichen Sinne aus, sondern vielmehr von einer Verselbständigung, von einem Mangel an Integration seelischer Teilfunktionen, ein auch heute noch aktuelles Krankheitsverständnis der Schizophrenie.

1.1 Diagnostische Leitlinien

Die diagnostischen Ansätze nach Kraepelin mit Betonung der Bedeutung des Längsschnittbefundes sowie die stärker auf den Symptomquerschnitt gestützte Diagnostik von Bleuler wurden bereits erwähnt. Im weiteren war die Unterscheidung von K. Schneider (1971) in Symptome 1. und 2. Ranges wichtig, wobei die Symptome 1. Ranges wie dialogisierende und/oder kommentierende Stimmen, Gedankenlautwerden, leibliche Beeinflussungserlebnisse, Gedankeneingebung, -ausbreitung und -entzug sowie das Gefühl des Gemachten und Wahnwahrnehmungen (bei Ausschluss einer organischen Ursache) als schizophrenietypisch gelten, während Symptome 2. Ranges, wie z.B. Wahneinfälle, unspezifische Symptome darstellen, die auch bei zahlreichen anderen psychischen Erkrankungen auftreten können.

Versucht man die schizophrene Symptomatik nach gestörten mentalen Funktionen zu gliedern, so stehen folgende Beeinträchtigungen im Vordergrund (nach Falkai und Scherk 2002):

1. Konzentration und Aufmerksamkeit
2. Inhaltliches und formales Denken
3. Ich-Funktionen
4. Wahrnehmung
5. Intentionalität und Antrieb
6. Affektivität und Psychomotorik

Bewusstsein, Intelligenz und Orientierung sind ungestört (siehe aber hierzu auch das Unterkapitel „Kognitive Störungen"). Störungen der Funktionen 2–4 werden zusammenfassend auch Produktiv-, Plus- oder Positivsymptomatik, diejenigen der Funktionen 5 und 6 sowie z.T. der Funktion 1 als Defizit-, Minus- oder Negativ-Symptomatik bezeichnet (siehe Kapitel 1.3).

In Deutschland verbindlich ist derzeit die International Classification of Diseases in ihrer 10. Auflage (ICD-10, Dilling et al. 1994). In Tabelle **1** sind die entsprechenden diagnostischen Leitlinien dargestellt. Danach ist für die Diagnose einer Schizo-

Tab. **1** Diagnostisch wegweisende Symptome der Schizophrenie (F20) nach der ICD-10

1. Gedankenlautwerden, Gedankeneingebung oder Gedankenentzug, Gedankenausbreitung

2. Kontrollwahn, Beeinflussungswahn, Gefühl des Gemachten bezüglich Körperbewegungen, Gedanken, Tätigkeit oder Empfindungen, Wahnwahrnehmungen

3. Kommentierende oder dialogisierende Stimmen

4. Anhaltender, kulturell unangemessener und völlig unrealistischer Wahn

5. Anhaltende Halluzinationen jeder Sinnesmodalität

6. Gedankenabreißen oder Einschiebungen in den Gedankenfluss

7. Katatone Symptome

8. „Negative" Symptome wie auffällige Apathie, Sprachverarmung, verflachte oder inadäquate Affekte

phrenie mindestens ein eindeutiges Symptom (zwei oder mehr, wenn keine Eindeutigkeit besteht) der Gruppen 1–4 oder mindestens zwei Symptome der Gruppen 5–8 notwendig. Diese Symptome müssen fast ständig und deutlich während eines Monats oder länger vorhanden gewesen sein. Bei einer Gehirnerkrankung sowie während einer Intoxikation oder eines Entzugs soll keine Schizophrenie diagnostiziert werden.

Wie zur erkennen ist, wiegen auch in der ICD-10 die von K. Schneider beschriebenen Symptome 1. Ranges schwerer für die Diagnose einer Schizophrenie als die Symptome 2. Ranges.

1.2 Subtypen

Die verschiedenen Subtypen der Schizophrenie sind im Sinne klinischer Prägnanztypen des psychopathologischen Quer- und Längsschnittbefundes zu verstehen, ob ihnen eine ätiologische Eigenständigkeit zukommt, ist nicht geklärt. In der ICD-10 werden folgende Subtypen unterschieden:

- F20.0, paranoide Schizophrenie. Wahnvorstellungen und Halluzinationen dominieren (z. B. in Form von Verfolgungswahn und Stimmen Hören). Rund 70 % der schizophrenen Patienten erkranken an dieser Subform.
- F20.1, hebephrene Schizophrenie. Ausgeprägte Affekt-, Antriebs- und Denkstörungen stehen im Vordergrund. Die in der Regel jugendlichen Patienten erleiden einen schleichenden Beginn der prognostisch ungünstigen Erkrankung. Besonders der als flach, situationsinadäquat, läppisch beschriebene Affekt ist charakteristisch.
- F20.2, katatone Schizophrenie. Hier wird das klinische Bild von psychomotorischen Störungen geprägt, die zwischen den Extremen Erregung – Stupor und Befehlsautomatismus – Negativismus alternieren können, auch schwere Erregungszustände kommen vor. Eine Sonderform stellt die perniziöse Form mit hohem Fieber, Kreislaufstörungen, Exsikkose und Zyanose dar. Die Prognose ist ungünstig, unbehandelt häufig letal. Besonders schwierig kann sich die Differenzialdiagnose zu einem malignen neuroleptischen Syndrom gestalten (so genanntes katatones Dilemma).
- F20.3, undifferenzierte Schizophrenie. Hier handelt es sich um eine „Restkategorie", die entweder jene Zustandsbilder zusammenfasst, welche die allgemeinen diagnostischen Kriterien der Schizophrenie erfüllen, aber keinem der unter F20.0 bis F20.2 aufgeführten Subtypus entsprechen, oder solche, die Charakteristika mehrer Subtypen aufweisen.
- F20.4, postschizophrene Depression. Hierunter wird ein längerer depressiver Zustand nach der akuten Phase einer schizophrenen Erkrankung verstanden, allerdings müssen noch einige schizophrene Symptome vorhanden sein. Etwa ein Drittel der Patienten ist hiervon betroffen.
- F20.5, schizophrenes Residuum. Hier stehen Minussymptome wie Affektverflachung und Antriebsminderung im Vordergrund bei einer meist langdauernden, nur schlecht behandelbaren Erkrankung.
- F20.6, Schizophrenia simplex. Diese Form der Schizophrenie ist schwer diagnostizierbar, es entwickeln sich primär, ohne

vorausgehende produktive Symptome, sozialer Rückzug, Antriebsverminderung und Affektstörungen.

1.3 Plus-/Minussymptomatik

Die Symptome einer schizophrenen Erkrankung können bei den Betroffenen individuell und abhängig von der vorliegenden Erkrankung sehr unterschiedlich ausgeprägt sein. Zudem können sie sich im Längsschnitt der Erkrankung wesentlich ändern.

Neben der bereits erwähnten Einteilung von Bleuler in Grundsymptome und akzessorische Symptome oder jener von K. Schneider in Symptome 1. und 2. Ranges, kann auch in Plus- oder Minussymptome eingeteilt werden.

Unter Plussymptomen werden Halluzinationen, Wahn, bizarres Verhalten und positive formale Denkstörungen wie z.B. Inkohärenz verstanden, unter Minussymptomen Affektverflachung, Alogie (Sprachverarmung), Abulie (Willenlosigkeit), Apathie, Anhedonie und sozialer Rückzug sowie Aufmerksamkeitsstörungen.

Dieses Konzept lehnt sich in einigen Punkten stark an die Bleulersche Einteilung in Grundsymptome und akzessorische Symptome an. Im Längsschnittverlauf einer Erkrankung, ja selbst während einer Episode, kann ein Erkrankter unterschiedlichen Prägnanztypen entsprechen. Für den Verlauf über Jahre ist es relativ typisch, dass sich nach Beginn mit Überwiegen der Plussymptomatik im Sinne paranoid-halluzinatorischer Phänomene zunehmend Minussymptome mit sozialem Rückzug und Affektnivellierung ausbilden.

Basierend auf dieser Symptomeinteilung unter Berücksichtigung prognostischer, therapeutischer und postulierter ätiopathogenetischer Charakteristika schlug Crow (1980) das Typ-I-/Typ-II-Konzept der Schizophrenie mit einer strengen Dichotomisierung der Erkrankung vor (siehe Tabelle **2**).

Tab. **2**   Modifiziertes Typ-I-/Typ-II-Konzept

Charakteristische Symptomatik	Plussymptomatik	Minussymptomatik
Neuroleptikaresponse	gut	schlecht
Verlaufsausgang	potenziell reversibel	irreversibel?
Intellektuelle Beeinträchtigung	fehlend	manchmal vorhanden
Unwillkürliche Bewegungsstörungen	fehlend	manchmal vorhanden
Postulierter pathologischer Prozess	erhöhte D_2-Rezeptordichte	Zellverlust in Temporallappen-strukturen

Nach Crow 1985

1.4   Kognitive Störungen

Bereits Bleuler und Kraepelin beschrieben Kognitionsstörungen bei ihren schizophrenen Patienten und auch erfahrenen Psychiatern sind diese aus der täglichen Arbeit mit den Erkrankten wohl vertraut. So sticht häufig ins Auge, dass Patienten durch äußere, irrelevante Stimuli verstärkt ablenkbar sind. Auch berichten Betroffene über Konzentrationsstörungen z.B. beim Lesen. Typisch ist des weiteren der Eindruck, von der Fülle der Informationen förmlich überrollt zu werden, nicht das Wesentliche vom Unwesentlichen unterscheiden zu können.

Werden Kognitionsleistungen systematisch untersucht, so zeigt sich im Mittel ein breites Spektrum verminderter Leistungen. Besonders beeinträchtigt sind Aufmerksamkeit, verbales Gedächtnis und Abstraktionsfähigkeit.

Wie Velligan et al. (1997) mittels einer Pfadanalyse eindrucksvoll zeigen konnten, determinieren Kognitionsstörungen den Langzeiterkrankungsverlauf: Patienten mit ausgeprägten kognitiven Defiziten zeigen eine wesentlich schlechtere soziale

Adaptation als solche Patienten mit nur marginalen Beeinträchtigungen auf diesem Gebiet. Der Einfluss von Kognitionsstörungen auf den Verlauf der Erkrankung ist deutlich relevan-
ter als jener der Plus- oder Minussymptomatik. Die Bedeutung
der Kognitionsstörungen für das Gesamtkonstrukt Schizophrenie erfährt erst in den letzten Jahren schrittweise die notwen-
dige Beachtung.

1.5   Prodromalphase

Häufig geht der akuten Erkrankungsphase eine jahrelange Prodromalphase (s. Abb.**1**) voran, in der zum einen an Negativ-
symptome erinnernde Auffälligkeiten im Vordergrund stehen
(die Schulleistungen werden schlechter, später ziehen sich die
Patienten vermehrt zurück, vernachlässigen Körperpflege und
Kleidung), zum anderen setzen bereits früher affektive Symptome und vor allem subjektiv erlebte kognitive Defizite, die noch
nicht eindeutig klinisch messbar sind, ein. Die Interpretation

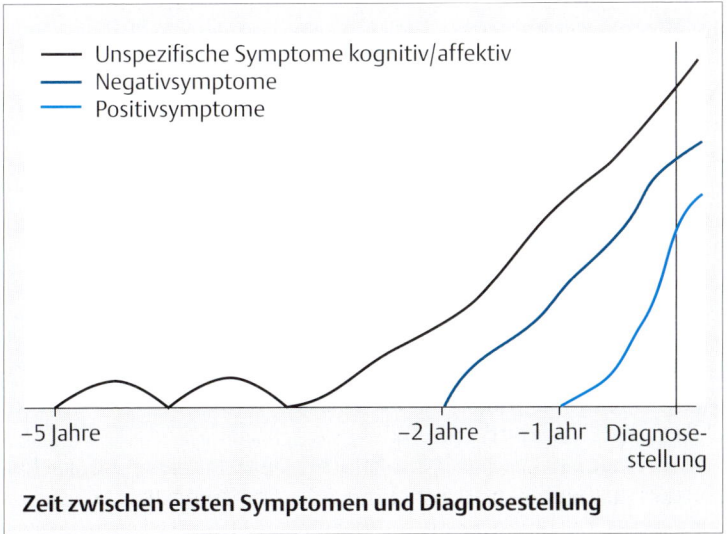

Abb. 1   Prodromalphase

der individuell sehr unterschiedlich ausgeprägten Symptomatik ist meist erst retrospektiv nach der ersten psychotischen
Episode möglich, vorher werden diese Symptome in der Regel
als Persönlichkeitsmerkmale fehlgedeutet.

Aufgrund der Vielgestaltigkeit und Unspezifität dieser Vorläu-
fersymptome, ist es bisher nicht recht gelungen, eindeutige Re-
geln für eine möglichst frühzeitige Therapie im Beginn des
Krankheitseinbruchs zu etablieren; derzeit wird im Rahmen eines vom Bundesministerium für Forschung und Technologie ge-
förderten Projekts versucht, diese Wissenslücke zu schließen.

1.6   Differenzialdiagnose, notwendige Zusatzuntersuchungen

Differenzialdiagnostisch müssen im Wesentlichen
- Hirnerkrankungen (z.B. Epilepsien, Hirntumore, vaskuläre
  und degenerative Hirnerkrankungen) sowie
- Drogenintoxikationen oder -entzug (z.B. PCP, Kokain, Ha-
  schisch)
ausgeschlossen werden.

Nach den Leitlinien der DGPPN sind als Zusatzuntersuchungen
bei einer Ersterkrankung obligat:
- Komplette körperliche und neurologische Untersuchung
- Differenzialblutbild
- C-reaktives Protein (CRP)
- Leberwerte
- Nierenwerte
- TSH

Fakultativ sollten durchgeführt werden:
- Bei entsprechendem Verdacht eine Luesserologie bzw. HIV-
  Test oder Drogenscreening
- Bei diagnostisch unklaren Bildern Untersuchung des Liquor
  cerebrospinalis
- CT (das bei allen Ersterkrankungen empfohlen wird sowie
  bei diagnostisch unklaren Bildern)

- MR (bei pathologischem CT-Befund oder zum Nachweis einer Pathologie, die nur mit MRT möglich ist, z. B. Darstellung von Strukturen im Hirnstamm)
- EEG (zur Differenzialdiagnose, z. b. einer epileptischen Psychose, bei Risikopersonen zu Beginn und zur Verlaufskontrolle einer Pharmakotherapie)
- EKG (bei Risikopersonen)
- Röntgen-Thorax (bei entsprechender Indikation, d. h. bei Verdacht auf Lungenerkrankungen)
- Neuropsychologische Testung nach Remission (zur Verifizierung kognitiver Defizite sowie zur Verlaufsbeurteilung kognitiver Trainingsprogramme, vor und nach EKT).

Bei einer Wiedererkrankung sind erforderlich: Komplette körperliche und neurologische Untersuchung, Differenzialblutbild, CRP, Leber- und Nierenwerte sowie die Kontrolle pathologischer Vorbefunde anderer Untersuchungen.

Fakultativ kann z. B bei fehlender Response der Medikamentenplasmaspiegel kontrolliert werden.

Psychotische Symptome können auch im Rahmen anderer psychiatrischer Erkrankungen (siehe Abb. 2) entstehen. So müssen in erster Linie depressive oder manische Episoden sowie demenzielle Entwicklungen abgegrenzt werden.

Das ICD-10 unterscheidet dabei die Manie mit psychotischen Symptomen (F 30.2), bei der vor allem gehobene, expansive oder gereizte Stimmung mit gesteigerter Aktivität, Ruhelosigkeit sowie Rededrang beobachtet werden. Die Symptome müssen mindestens für eine Woche anhalten. Gleichzeitig sollen psychotische Symptome vorhanden sein, die aber nicht den schizophrenen Symptomen entsprechen (keine kommentierenden Stimmen u. ä.). Bei dieser Erkrankung treten vor allem Größen-, Liebes-, Beziehungs- oder Verfolgungswahn auf.

Bei depressiven Episoden mit psychotischen Symptomen (F 32.3) müssen nach ICD-10 die Kriterien für eine Depression erfüllt sein und gleichzeitig Wahnideen vorliegen. Häufig sind Verarmungs-, Versündigungswahn, hypochondrischer/nihilistischer Wahn (synthymer Wahn), Halluzinationen oder depressiver Stupor.

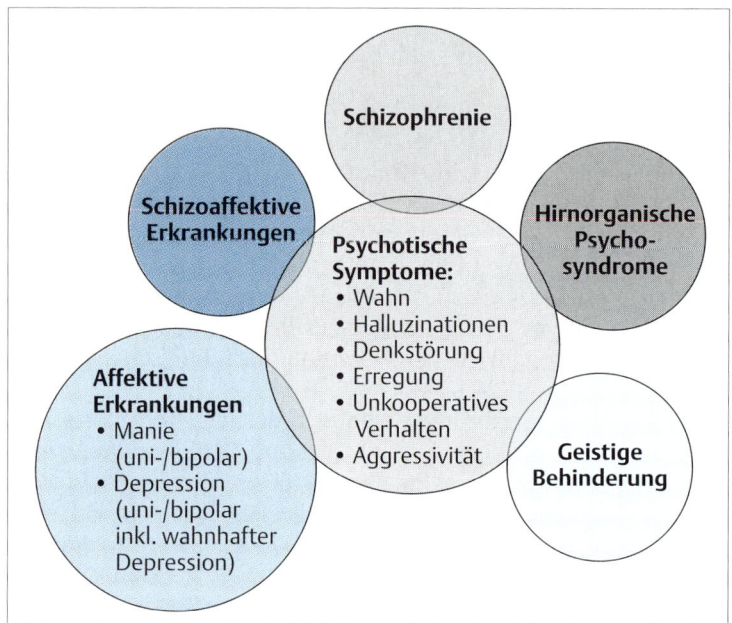

Abb. **2** Psychotische Symptome im Spektrum psychiatrischer Erkrankungen

Auch im Rahmen einer demenziellen Erkrankung können psychotische Symptome auftreten, insbesondere Wahnvorstellungen, aber auch Verkennungen und Halluzinationen.

1.7 Verlauf

Nach den Prodromalsymptomen und den meist im Zentrum der akuten Krankheitsphase stehenden Plussymptomen, die in der Regel unter Therapie oder spontan nach einigen Wochen bis mehreren Monaten abklingen, sind verschiedene weitere Verläufe möglich (zitiert nach Falkai und Scherk 2002):

- ca. 20 % der schizophrenen Patienten erleben nur eine oder einige wenige Episoden ohne weitere Beeinträchtigung ihrer Lebensgestaltung
- ca. 40 % haben mehrere Schübe, nach denen eine gewisse Restsymptomatik trotz befriedigender Remission zurückbleibt, nur wenige Abstriche an der Lebensführung sind notwendig
- ca. 30 % weisen einen schubförmigen Verlauf ohne ausreichende Remission auf; dieser Verlauf führt zu einer deutlichen Beeinträchtigung der Lebensqualität
- ca. 10 % zeigen einen chronisch-progredienten, therapeutisch nur unzureichend zu beeinflussenden Verlauf, der mitunter zu Pflegedürftigkeit führt.

1.8 Epidemiologie

Die Schizophrenie kommt in allen bisher untersuchten Ländern, Kulturen und Klimazonen ungefähr gleich häufig mit einer Lebenszeitprävalenz (Risiko während des Lebens mindestens einmal an einer Schizophrenie zu erkranken) zwischen 0,5 und 1,6 % vor, in Deutschland liegt dieser Wert bei 0,8 %. Frauen und Männer erkranken über alles gesehen gleich häufig, allerdings erkranken Männer im Durchschnitt früher, Frauen weisen demgegenüber im Menopausenalter einen zweiten Ersterkrankungsgipfel auf. Menschen mit niedrigem sozioökonomischen Status sind häufiger betroffen. Die Schizophrenie wird weltweit zu den zehn häufigsten zu einer Behinderung führenden Erkrankungen gezählt.

1.9 Ätiologie

Die Ätiologie der Schizophrenie ist nicht abschließend geklärt. Aktuell wird von einer multifaktoriellen Genese ausgegangen, die neurobiologische und psychosoziale Faktoren umfasst.

Im Rahmen neurobiologischer Ätiopathogeneseforschung richtet sich der Blick in erster Linie auf genetische Zusammenhänge. So liegt z. B. das Erkrankungsrisiko von Kindern, bei denen beide Elternteile schizophren erkrankt sind, bei 40 %. Als weitere Ursachen wurden neurochemische und -pharmakologische sowie zunehmend zerebral-strukturelle und -funktionelle Auffälligkeiten benannt und untersucht.

Als wesentliche Elemente der psychosozialen Bedingungsfaktoren gelten kritische Lebensereignisse („life events") sowie die Rolle von „High Expressed Emotions" bei nahen Angehörigen.

Da die neurochemischen/neuropharmakologischen Modellvorstellungen zur Genese und Behandlung schizophrener Störungen entscheidend für das Verständnis der medikamentösen Interventionsmöglichkeiten sind, soll hierauf kurz eingegangen werden:

Das ursprünglich von Snyder und Carlsson formulierte Konzept eines generellen hyperdopaminergen Zustands im ZNS schizophrener Patienten erfuhr mit der weiteren Erforschung der dopaminergen Bahnsysteme eine Modifikation. Heute wird – vereinfacht formuliert – angenommen, dass die Plussymptomatik der Schizophrenie durch einen hyperdopaminergen Zustand im mesolimbischen System (Ursprung: ventrales Tegmentum [A10], Projektionsort: v. a. limbische Areale) ausgelöst wird, während die Minussymptomatik ihre Ursache in einem hypodopaminergen Zustand des mesokortikalen Systems (Ursprung: ventrales Tegmentum [A10], Projektionsort: v. a. Präfrontalkortex) besitzt.

2. Atypische Neuroleptika – State of the Art

Atypische Neuroleptika zeichnen sich in erster Linie im Vergleich zu typischen Neuroleptika durch eine ebenso gute Wirksamkeit auf die Plussymptomatik, eine bessere Wirksamkeit auf die Negativsymptomatik sowie kognitive und affektive Symptome und – als wichtigster Punkt – durch eine wesentlich geringere bis fehlende Auslösung von Nebenwirkungen, die durch D_2-Blockierungen typischer Neuroleptika verursacht werden können wie extrapyramidal-motorische Symptomatik (EPS), Prolaktinerhöhung und tardive Dyskinesien, aus. Darüber hinaus geben Patienten, die mit atypischen Neuroleptika behandelt werden, eine deutlich bessere Lebensqualität an als Patienten unter konventionellen Neuroleptika (Naber et al. 2001).

Angesichts dieser Tatsachen sollte die Standardtherapie der Schizophrenie aus atypischen Neuroleptika bestehen.

Neben den klaren Wirksamkeits- und Verträglichkeitsvorteilen atypischer Neuroleptika im Vergleich zu konventionellen Neuroleptika unterstützen auch die Ergebnisse von Kosten-/Nutzenrechnungen den Einsatz atypischer Neuroleptika. Diese ergaben, dass v. a. durch die Abnahme von Therapieabbrüchen und die effektivere Rückfallprophylaxe die deutlich höheren Medikamentenkosten beim Einsatz atypischer Neuroleptika in einem übergreifenden Kalkulationsansatz mehr als ausgeglichen werden. Diese Fakten schlagen sich auch immer deutlicher in Leitlinien von Fachgesellschaften nieder. So empfiehlt die Deutsche Gesellschaft für Psychiatrie, Psychotherapie und Nervenheilkunde (DGPPN) bei Überwiegen von Negativsymptomen atypische Neuroleptika als Medikamente der ersten Wahl, bei Überwiegen von Positivsymptomatik werden typische und atypische Antipsychotika noch als gleichwertig genannt. Das National Institute for Clinical Excellence (NICE), eine unabhängige britische Gesundheitsbehörde, die auf der Basis umfassender Wirksamkeits- und Kostenanalysen Empfehlungen für das nationale britische Gesundheitssystem (NHS) im Juni 2002 publiziert hat, empfiehlt als Standardtherapie generell atypische Neuroleptika, insbesondere bei neu diagnostizierten Schizophrenien.

2.1 Akutbehandlung

Sobald die Diagnose des Patienten gesichert ist, sollte mit der Behandlung begonnen werden. Wahl und Applikationsform der Medikation richten sich dabei nach der Symptomatik (Selbst- oder Fremdgefährdung, Plus- und/oder Minussymptomatik), Vorerfahrungen des Patienten, Ko-Erkrankungen und -medikation, Risikofaktoren sowie Empfindlichkeit gegenüber Nebenwirkungen der Medikation.

In der Akutphase schizophrener Störungen dominieren vor allem Plussymptome, die sowohl mit konventionellen (z.B. Haloperidol) als auch mit atypischen Neuroleptika (z.B. Amisulprid, Olanzapin, Quetiapin, Risperidon, Ziprasidon) gut behandelt werden können.

Bei Bedarf ist eine Kombination vor allem mit Benzodiazepinen (z.B. Lorazepam) oder auch mittel- bis niedrigpotenten Neuroleptika möglich. Unter Umständen kann eine parenterale neuroleptische Applikation indiziert sein. Liegen Selbst- oder Fremdgefährdung vor, die anderweitig nicht anders abgewendet werden können, muss der Patient zwangseingewiesen bzw. betreut werden.

Bei einer Erstmanifestation einer schizophrenen Erkrankung sollten auch in der Akuttherapie atypische Neuroleptika wie Risperidon bevorzugt werden, um EPS und Nebenwirkungen möglichst zu vermeiden und damit eine langfristige Compliance des Patienten zu gewährleisten.

Im Anschluss an die Akutphase sollten die Patienten, die unter der Therapie eine gute Remission gezeigt haben, mindestens für 12 bis 24 Monate weiterbehandelt werden. Sind zwei oder mehr Rezidive aufgetreten, verlängert sich der Weiterbehandlungszeitraum auf mindestens vier bis fünf Jahre; bei schwerer Erkrankung wird eine lebenslange Neuroleptikaeinnahme empfohlen.

2.2 Wirkmechanismus der Neuroleptika

Wie bereits weiter oben teilweise ausgeführt, werden verschiedene dopaminerge Bahnen unterschieden (Tabelle **3**):

Tab. **3** Dopaminerge Bahnen

Bezeichnung	Ursprungsort	Projektions-ort	Funktion	Wirkung einer D_2-Blockade
Nigro-striatäres System	Substantia nigra (A9)	Dorsales Striatum	Steuerung der Extrapyramidalmotorik	EPS, tardive Dyskinesien
Mesolimbisches System	Ventrale tegmentale Area (A10)	Limbische Areale	Steuerung von Stimmung und Antrieb	Verminderung von Plussymptomatik (falls vorhanden)
Mesokortikales System	Ventrale tegmentale Area (A10)	v. a. Präfrontalkortex	Steuerung kognitiver und motivationaler Prozesse	Zunahme von Negativsymptomatik (falls vorhanden)
Tuberoinfundibuläres System	Ncl. arcuatus (Hypothalamus)	Eminentia medialis	Steuerung der Prolaktinsekretion	Erhöhung der Prolaktinsekretion, Brustdrüsenschwellung, Milchfluss

Die Plussymptomatik der Schizophrenie wird vor allem durch einen hyperdopaminergen Zustand im mesolimbischen System ausgelöst, die Minussymptomatik durch hypodopaminergen Zustand des mesokortikalen Systems

Wie aus dieser schematischen Darstellung ersichtlich, sollte ein ideales Neuroleptikum ausschließlich die D_2-Rezeptoren im mesolimbischen System blockieren, während im mesokortikalen System eher eine höhere dopaminerge Transmission günstig wirkt. An den beiden anderen Systemen sollte keine Interaktion erfolgen.

Nahezu alle atypischen Neuroleptika kommen dieser Idealvorstellung nahe, indem sie eine räumlich selektive Blockade v. a. der D_2-Rezeptoren des limbischen Systems mit einer Blockade an spezifischen präsynaptischen Serotonin-Rezeptoren, den 5-HT_2-Rezeptoren, verbinden.

2.3 Nebenwirkungen

Bei den Nebenwirkungen können antidopaminerge Nebenwirkungen, wie z. B. EPS, und andere Nebenwirkungen unterschieden werden. Während das Ausmaß an antidopaminergen Nebenwirkungen davon abhängt, wie stark die Substanz (nichtselektiv) die Dopaminrezeptoren außerhalb des mesolimbischen Systems blockiert, sind die anderen Nebenwirkungen durch zentrale und periphere Blockaden anderer Rezeptoren, im Wesentlichen von cholinergen, alpha$_1$-adrenergen und histaminergen Rezeptoren, abhängig. Tabelle **4** nennt die wichtigsten Rezeptoren und die Wirkung der Blockade, Tabelle **5** gibt qualitativ an, wie stark die Rezeptorblockade für die einzelnen atypischen Neuroleptika ausgeprägt ist, Tabelle **6** zeigt die hieraus resultierenden Nebenwirkungen.

2.3.1 Antidopaminerge Nebenwirkungen

Extrapyramidalmotorische Störungen (EPS) wie Frühdyskinesien, Parkinsonoid und Akathisie werden durch die neuen atypischen Neuroleptika wesentlich seltener hervorgerufen als durch konventionelle, v. a. mittel- und hochpotente Neuroleptika.

Risperidon, Olanzapin und Amisulprid können aber in höheren Dosierungen ebenfalls EPS verursachen. Bei Quetiapin und Zi-

Tab. **4** Rezeptortypen und mögliche Nebenwirkungen hervorgerufen durch eine Blockade dieser Rezeptoren

Rezeptortyp	Nebenwirkungen durch Blockade bzw. Stimulation
Dopamin-Rezeptoren	Blockade der D_2-Rezeptoren des nigrostriatären Systems $\Rightarrow$ Frühdyskinesien, Parkinsonoid und Akathisie (EPS), außerdem irreversible Spätdyskinesien, malignes neuroleptisches Syndrom (sehr selten) Blockade der D_2-Rezeptoren des tuberoinfundibulären Systems $\Rightarrow$ Hyperprolaktinämie mit endokrinen und sexuellen Dysfunktionen Blockade der D_2-Rezeptoren des mesokortikalen Systems $\Rightarrow$ Zunahme der Negativsymptomatik
Acetylcholinrezeptoren (M_1–M_5)	Blockade $\Rightarrow$ Akkomodationsstörungen, Mundtrockenheit, EKG-Veränderungen, Obstipation, Harnverhalt, Delir etc.
H_1-Rezeptor	Blockade $\Rightarrow$ Sedierung, Gewichtszunahme
Alpha$_1$-Rezeptoren	Blockade $\Rightarrow$ orthostatische Dysregulation, Benommenheit, Reflextachykardie, vermindertes Ejakulationsvermögen, verstopfte Nase
5-HT_{1A}-Rezeptoren	Stimulierung $\Rightarrow$ Antidepressive Wirkung
5-HT_{2A}-Rezeptoren	Blockade $\Rightarrow$ leichte Sedierung, Zunahme der Tiefschlafphasen
5-HT_{2C}-Rezeptoren	Blockade $\Rightarrow$ Appetit- und Gewichtszunahme, Hemmung Neuroleptika-induzierter EPS und des Prolaktinanstiegs

modifiziert nach Benkert und Hippius 2002

prasidon ist das Auftreten von EPS nicht dosisabhängig. Eine D_2-Rezeptorblockade verursacht außerdem Erhöhungen des Prolaktin-Plasmapiegels, die bei einem Großteil der Patienten unter typischen Neuroleptika wie Haloperidol beobachtet werden, aber auch – wenngleich in geringerem Umfang – unter Amisulprid und Risperidon auftreten können, seltener unter Olanzapin und nur in Ausnahmefällen unter Clozapin, Quetiapin und Ziprasidon. In zwei neueren Studien (Kleinberg et al.

Tab. **5**   Rezeptorprofile der Neuroleptika (Ki in nM)

	Halo-peridol	Amisul-prid	Clo-zapin	Olan-zapin	Risperi-don	Quetia-pin	Ziprasi-don
D_2-Blockade	2,2	2,8	190	31	5,92	700	4,6
HT_{2A}-Blockade	200	> 2000	9,6	2,5	0,52	96	–
5 HT_{2C}-Blockade	> 5000	> 2000	13	7,1	63	3820	13
$Alpha_1$-Blockade	19	> 2000	23	60	2,3	58	12
H_1-Blockade	790	> 2000	0,23	0,65	27	2,2	15
M_1-Blockade	4670	> 2000	34	26	> 5000	1020	> 5000
HT_{1A}-Stimulierung	1500	> 1000	140	2720	420	320	12

Modifiziert nach Schotte et al. 1996

1999, Conley und Mahmoud 2001) lag allerdings die Prolaktin-erhöhung unter Risperidon in einer Dosierung von 4–10 mg/die auf Plazeboniveau.

2.3.2   Andere Nebenwirkungen

Antihistaminerge Nebenwirkungen wie Sedierung, die in der Akutsituation sogar gewünscht sein können, werden vorwiegend unter nieder- bis mittelpotenten konventionellen Neuroleptika, aber auch unter Clozapin, Olanzapin und Quetiapin beobachtet. Amisulprid, Risperidon und Ziprasidon zeigen diese Nebenwirkung nur selten. Während eine Sedierung in der akuten Behandlungsphase, insbesondere wenn Unruhe und Gespanntheit im Vordergrund stehen, gewünscht sein kann, verursacht sie im Rahmen der Langzeitbehandlung mitunter eine gravierende Einschränkung der Lebensqualität.

Kognitive Störungen werden vor allem von konventionellen nieder- bis mittelpotenten Neuroleptika verursacht, unter aty-

Tab. **6** Nebenwirkungen atypischer Neuroleptika im Vergleich

	Amisul-prid	Cloza-pin	Olanza-pin	Quetia-pin	Risperi-don	Ziprasi-don
Frühdyskinesien/Parkinsonoid/Akathisie	0 – +	0	0 – +	0 – +	0 – +	0 – (+)
Spätdyskinesien	(+)	0	(+)	?	?	?
EEG-Veränderungen/Krampfanfälle	0	+++	0	0	0	0
Verlängerung der QT-Zeit	(+)	(+)	(+)	+	(+)	+(?)
Transaminasen-/Bilirubinanstieg	(+)	++	+	++	+	+
Passagere Leukopenien	0	+	(+)	++	(+)	0
Agranulozytose/Panzytopenie	0	+	0	0	0	0
Gewichtszunahme (Ausmaß/Häufigkeit)*	+/(+)	+++/+++	+++/+++	+/+	++/++	(+)/+
Hyperprolaktin-ämie	+++	(+)	(+)	(+)	(+)	(+)
Galaktorrhoe	++	0	0	0	0	0
Dysmenorrhoe/Amenorrhoe	++	0	0	0	(+)	0
Sedierung	+	+++	++	+	+	(+)

0 = nicht vorhanden, (+) = vereinzelt oder kein signifikanter Unterschied zu Plazebo, + = selten (unter 1 %), ++ = gelegentlich (1–10 %), +++ = häufig (> 10 %), ? = keine ausreichende Datenlage zur Abschätzung der Häufigkeit
*Ausmaß über 6–10 Wochen: + = niedrig (0–1,5 kg), ++ = mittel (1,5–3 kg), +++ = hoch (> 3 kg)
Die Häufigkeitsangaben wurden hauptsächlich den Monographien des BGA für die Zulassung oder Nachzulassung entnommen
modifiziert nach Bandelow 1999; Naber et al. 2001, Möller 2000, Kleinberg et al. 1999 und Conley und Mahmoud 2001

pischen Neuroleptika sind sie dagegen deutlich seltener; zahlreiche Studien deuten auf eine positive Wirkung von atypischen Neuroleptika auf Kognitionsdefizite hin.

Muskarinerge Nebenwirkungen treten in erster Linie unter konventionellen nieder- und mittelpotenten Neuroleptika auf. Unter atypischen Neuroleptika wie Clozapin und Olanzapin werden diese anticholinergen Nebenwirkungen aber auch gehäuft beobachtet.

Clozapin, Risperidon und Quetiapin, seltener Olanzapin und Ziprasidon sowie noch verstärkter einige niederpotente typische Neuroleptika können bei einem Teil der Patienten, vermutlich durch Blockade der alpha$_1$-Rezeptoren, *orthostatische Dysregulationen* verursachen.

Kardiale Nebenwirkungen können vor allem unter klassischen Neuroleptika auftreten, vor allem unter Thioridazin, aber auch unter Haloperidol. Dabei kann es zu einer QTc-Verlängerung, Abflachung der T-Welle oder ST-Streckensenkung kommen und bei besonders empfindlichen oder vorgeschädigten Patienten zu so genannten Torsades de Pointes. Unter der Behandlung mit neuen Antipsychotika wurden ebenfalls vereinzelt Verlängerungen der QT-Zeit berichtet, vor allem unter Ziprasidon, allerdings wurden nur sehr selten kritische Werte gesehen (Verlängerung auf > 500 msec: 0,1 %). QTc-Verlängerungen wurden auch unter Quetiapin berichtet, unter Risperidon und Olanzapin scheinen sie dagegen nur sehr selten aufzutreten. Gefährdete Patienten sollten daher nicht mit Neuroleptika, von denen ein QTc-Zeit verlängernder Effekt bekannt ist, behandelt werden.

Clozapin führt zu einer erhöhten Inzidenz *zerebraler Krampfanfälle* (1–4 %). Auch das Risiko für das Auftreten von Blutbildveränderungen ist unter Clozapin erhöht (Inzidenz von Agranulozytose 0,8–2 %).

Eine relativ häufige Nebenwirkung unter Neuroleptika stellt die *Gewichtszunahme* dar, die z.B. unter Clozapin bei bis zu 75 % der Patienten auftritt. Nach einer Metaanalyse von Allison et al. (1999) beträgt die durchschnittliche Gewichtszunahme innerhalb von zehn Wochen unter Clozapin 4,5 kg, unter Olanzapin 4,2 kg und unter Risperidon 2,1 kg. Unter Quetiapin und Amisulprid werden ebenfalls leichte Gewichtszunahmen berichtet. Ziprasidon scheint das Körpergewicht nicht zu beeinflussen.

Eine erhöhte Prävalenz eines *Diabetes mellitus* wird unter Clozapin, Olanzapin und Quetiapin beobachtet, unter Risperidon und Ziprasidon dagegen nicht.

Das unter hochpotenten, typischen Neuroleptika vereinzelt vorkommende *maligne neuroleptische Syndrom* (0,07–0,5 % aller mit typischen Neuroleptika behandelter Patienten, Hauptsymptome: Rigor, Stupor, Bewusstseinsstörung, Akinese, Temperaturerhöhung, Tachykardie, Dyspnoe, Hypertonie) tritt unter atypischen Neuroleptika nahezu nicht mehr auf.

2.4 Kontraindikationen

Patienten mit *kardialen Vorschäden* oder bestehender QT-Streckenverlängerung sollten nicht mit Neuroleptika, die eine deutliche QTc-Verlängerung induzieren (s. o.), behandelt werden.

Parkinson-Patienten sollten nicht mit konventionellen Neuroleptika behandelt werden.

Neuroleptika sind bei *akuten Alkohol-, Schlafmittel-, Medikamentenintoxikationen* kontraindiziert.

Patienten mit *Prolaktinrezeptor sensiblen Tumoren* ($\frac{1}{3}$ der Mammakarzinome sind prolaktinempfindlich) sollten nicht mit prolaktinerhöhenden Neuroleptika behandelt werden.

Bei Patienten mit *zerebralen Krampfanfällen* ist Clozapin kontraindiziert.

Bei Patienten mit bekannten *Überempfindlichkeit* gegen Inhaltsstoffe ist genau auf die Inhaltsangaben im Beipackzettel zu achten.

Während *Schwangerschaft* und *Stillzeit* sind viele Neuroleptika kontraindiziert.

2.5 Interaktionen

Bei *pharmakologischen Kombinationstherapien* können durch Induktion oder Blockade bestimmter Isoenzyme des Cytochrom P-450 Systems die Plasmaspiegel der Neuroleptika oder der anderen Medikamente erhöht oder erniedrigt sein.

Medikamente mit *anticholinerger Wirkung* sollten aufgrund des Risikos für ein Delir nicht miteinander kombiniert werden.

Antiarrythmika oder andere *Medikamente mit antiarryth-mischem Potential* (z. B. trizyklische Antidepressiva) sollten nicht mit trizyklischen Neuroleptika oder anderen potenziellen die QT-Zeit-verlängernden Antipsychotika kombiniert werden.

Patienten unter Neuroleptikabehandlung sollten *Alkohol meiden*.

Neuroleptika mit α_1-adrenolytischer Eigenschaft können die Wirkung von *Antihypertensiva* verstärken, daher sollte gegebenenfalls die Antihypertensiva-Dosierung angepasst werden.

Die Wirkung von *Antikoagulanzien* kann unter Neurolepti-katherapie verstärkt werden.

3. Nicht-medikamentöse Therapieformen

Der multimodale Behandlungsansatz bei schizophrenen Erkrankungen umfasst psycho-, ergo- und soziotherapeutischen Maßnahmen sowie kognitive Verfahren.

Die psychotherapeutische Behandlung unterstützt den Patienten dabei, seine Situation und Beschwerden zu verstehen und zu bewältigen. Primäres Ziel ist zunächst der Aufbau einer vertrauensvollen Beziehung zum Therapeuten, um den Patienten für die Therapie zu motivieren und die Grundlage für eine gute Compliance zu schaffen.

Im Sinne psychoedukativer Maßnahmen erfolgt die Information des Patienten über seine Erkrankung und deren Behandlung. Der Patient sollte soweit wie möglich in die Therapieentscheidungen mit einbezogen werden. Falls möglich und vom Patienten gewünscht, wird hier auch die Familie eingebunden.

Im nächsten Schritt sollten Fähigkeiten und Persönlichkeit des Patienten gestützt werden. Dabei können auch soziale Maßnahmen erforderlich werden, um ihm bei Ausbildungs-, Berufs- und Wohnungsfragen zu helfen. Kognitive Dysfunktionen, unter denen die Patienten häufig leiden, können durch kognitive Lernprogramme ausgeglichen werden, die es dem Patienten erleichtern, wieder in die Normalität zurückzukehren und sich in die Gesellschaft zu integrieren.

3.1 Psychotherapie

In der Akutphase erkennen viele Patienten nicht die Notwendigkeit einer erforderlichen medikamentösen Behandlung. Zu-

nächst sollte, soweit in dieser Phase möglich, Einsicht in die Erkrankung und Behandlung vermittelt werden. Der Patient kann
bei der Verarbeitung von Wahnvorstellungen und Halluzinationen unterstützt werden und lernen, mit Plussymptomen um-
zugehen, die auch außerhalb der Akutphase auftreten können.

Ist der Patient stabilisiert, können in der Therapie die Stär-
ken des Patienten gefördert und Selbstwertdefizite ausgeglichen werden. Ein wichtiger Bestandteil ist das Erkennen von
Stressfaktoren und deren Bewältigung, um die Vulnerabilität
des Patienten zu reduzieren. Schwierigkeiten in der Familie, in
Beziehungen oder am Arbeitsplatz werden durch geeignete Unterstützung des Therapeuten verringert. Auch Fragen zu Ursachen der Erkrankung und Nebenwirkungen der Behandlung
sollen ausführlich besprochen und so die Grundlage für eine
gute Compliance gebildet werden.

Im späteren Verlauf der Erkrankung sollte die Erkennung
von Frühsymptomen vermittelt sowie ein speziell auf den Patienten zugeschnittener Krisenplan erarbeitet werden. Dabei
sollte für den Patienten genau aufgelistet werden, wie er sich
bei bestimmten Frühwarnzeichen zu verhalten hat, wie Über-
lastungssituationen und Reizüberflutung vermieden werden.
Sinnvoll ist die Benennung einer Vertrauensperson, die Verein-
barung der sofortigen Kontaktaufnahme mit dem entsprechenden Arzt oder der Klinik sowie eine Absprache über die Notfall-
medikation.

3.2   Psychoedukation

Patienten und Angehörige benötigen für die Bewältigung der
Erkrankung zahlreiche Informationen, die häufig nicht in aus-
reichender Form im Gespräch mit dem behandelnden Arzt vermittelt werden können. Mittlerweile stehen für diese Psychoedukation eine Reihe von Manualen und Arbeitsmaterialien
zur Verfügung, die in der Klinik, aber auch in den Praxen zusammen mit Angehörigen, Freunden und weiteren Betroffenen
gemeinsam mit dem Arzt oder speziell ausgebildetem Personal
bearbeitet werden können. Wissensvermittlung zur Erkran-

kung ist ein wichtiger Faktor, um das Rezidivrisiko zu senken. Je genauer der Patient über Ursachen, Symptome, Wirkungen und Nebenwirkungen der Behandlung informiert ist, desto besser kann er mit dem Therapeuten kooperieren.

Hilfreich für Angehörige und Patienten kann die Teilnahme an Selbsthilfegruppen sein, die heute in den meisten größeren Städten existieren und den Betroffenen die Möglichkeit bieten, sich gegenseitig auszutauschen und zu unterstützen (siehe auch Hinweise in Abschnitt 10).

3.3 Soziotherapie

Das Ziel der Soziotherapie stellt die soziale und berufliche Wiedereingliederung des Patienten durch geeignete Rehabilitations- und Betreuungsprogramme dar. Der Schwerpunkt der Therapie (z. B. Beschäftigungs- und Arbeitstherapie) liegt auf dem Training von Alltagsfertigkeiten und sozialer Kompetenzen. Vor allem, wenn die Selbständigkeit des Patienten voraussichtlich langfristig beeinträchtigt sein wird, kann Soziotherapie eine entscheidende Rolle spielen, die Betroffenen nicht in eine soziale Isolation geraten zu lassen. Dies ist beispielsweise durch Unterstützung bei alltäglichen Verrichtungen im Haushalt, aber auch bei Behördengänge oder Arztbesuchen möglich. Auch Sozialarbeiter können in die Behandlung mit integriert werden. Wichtig ist, dass die Unterstützung selbst dann zur Verfügung steht, wenn der Patient nicht mehr von sich aus den Kontakt zum Arzt oder zur Klinik aufrecht erhält.

3.4 Kognitive Trainingsprogramme

Wie weiter oben bereits dargelegt, leiden viele schizophrene Patienten an kognitiven Defiziten, die den Langzeitverlauf der Erkrankung determinieren. Es ist daher entscheidend, diese kognitiven Defizite zu bessern.

Heute stehen hierfür mehrere spezialisierte kognitive Trainingsprogramme, auch Computer-unterstützt (z. B. CogPack), zur Verfügung, die genau auf die kognitiven Beeinträchtigungen dieser Patienten zugeschnitten sind. Aufmerksamkeit, Konzentration, Gedächtnis, Abstraktionsfähigkeit und Sprache können je nach den individuellen Fähigkeiten des Patienten trainiert werden. Dadurch werden nicht nur die kognitive Funktionsfähigkeit, sondern auch soziale Fähigkeiten verbessert. Darüber hinaus ermöglicht dieses Training eine Distanzierung zu der in der Akutphase erlebten Realitätsverzerrung.

4. Therapie

4.1 Akutphase schizophrener Erkrankungen

4.1.1 Frühintervention bei Ersterkrankten

Bereits einige Jahre vor der ersten Manifestation einer Psychose treten kognitive und/oder affektive Symptome auf, die auf eine spätere Erkrankung hinweisen (siehe auch S. 7). Dabei werden psychoseferne und psychosenahe Symptome unterschieden, wie im Folgenden aufgelistet ist:

Psychoseferne Prodromalsymptomatik:
– Gedankeninterferenz
– Zwangähnliches Gedankenperseverieren
– Gedankendrängen/-jagen
– Blockierung von Gedankengängen
– Störung der Diskriminierung von Vorstellungen und Wahrnehmung, von Fantasie und Realität
– Derealisation
– Optische und akustische Wahrnehmungsstörungen

Psychosenahe Prodromalsymptomatik
– Beziehungsideen
– Eigentümliche Vorstellungen oder magisches Denken
– Ungewöhnliche Wahrnehmungserlebnisse
– Eigenartige Denk- und Sprechweise
– Paranoide Ideen

Die Wahrscheinlichkeit, dass der Prodromalsymptomatik tatsächlich eine psychotische Ersterkrankung folgt, liegt jedoch nicht bei 100 %. Die Entscheidung, ob und ab wann eine Behandlung erforderlich ist, muss daher individuell getroffen werden.

Bei Personen mit psychoseferner Prodromalsymptomatik empfiehlt sich zunächst eine psychotherapeutische Intervention. Besonders für junge Betroffene, die häufig noch in der Ausbildung sind, wurden spezielle psychologische Therapieprogramme entwickelt, mit denen den Auswirkungen belastender Lebensereignisse entgegen gewirkt werden kann.

Liegen psychosenahe Prodromalsymptome vor und wird der Betroffene in seiner Lebensqualität so stark beeinträchtigt, dass eine medikamentöse Behandlung erforderlich wird, sollte zusätzlich eine antipsychotische Pharmakotherapie eingesetzt werden (Tabelle 7). Vor allem bei jüngeren Patienten wird in dieser Situation empfohlen, sedierende und die Kognition verschlechternde Medikamente zu vermeiden, um die Ausbildung nicht zu beeinträchtigen und die Einstellung zur Behandlung nicht zu belasten. Gerade in diesem Stadium der Ausbildung bzw. Berufstätigkeit muss jede Form von Stigmatisierung vermieden werden. Bei der Medikamentenauswahl müssen eventuell auftretende Nebenwirkungen daher ausführlich zusammen mit dem Patienten diskutiert werden, um eine auch langfristig stabile Patient/Therapeuten-Beziehung aufzubauen.

Tab. 7   Neuroleptische Frühintervention bei bestehender Prodromalsymptomatik

Substanz	untersucht	Empfohlene Dosierung (mg/die)
Amisulprid	–	
Clozapin	–*	
Olanzapin	+	5
Quetiapin	–	
Risperidon	+	1–2
Ziprasidon	–	

– = nicht untersucht; + = Untersuchungen liegen vor;
*: nicht für diese Indikation zugelassen

Daher eignen sich im Prodromalstadium besonders die atypischen Neuroleptika, wie z. B. Risperidon, die mittlerweile auch von nationalen und internationalen Fachgesellschaften bei neuroleptika-naiven Patienten als Therapie der Wahl empfohlen werden.

Neuere Untersuchungen deuten darauf hin, dass die Prognose der schizophrenen Erkrankung umso schlechter wird, je länger die Behandlung hinausgezögert wird. Eine offene Studie von Cannon et al., im American Journal of Psychiatry 2002 publiziert, hat gezeigt, dass Patienten im Prodromalstadium bereits frühzeitig von einer Behandlung mit Risperidon profitieren. Vier Patienten mit Prodromalsymptomen und positiver Familienanamnese, d. h. hohem Erkrankungsrisiko für eine Schizophrenie, sowie sechs Patienten mit einer ersten psychotischen Episode wurden für acht bis zwölf Wochen mit einer durchschnittlichen Dosierung von 1 mg Risperidon/die (Patienten mit Prodromalsymptomen) bzw. 1,8 mg Risperidon/die (erst-erkrankte Patienten) behandelt. Unter der Behandlung wurden keine relevanten unerwünschten Wirkungen beobachtet. Die kognitive Leistungsfähigkeit und Verhaltensauffälligkeiten verbesserten sich unter Risperidon um durchschnittlich etwa 30 %. Im Test „Verbale Gedächtnisleistung" erzielten die Patienten im Durchschnitt Leistungssteigerungen um 100 %. Im Vergleich zu den Ausgangswerten erreichten diese Ergebnisse trotz der geringen Gruppengröße statistische Signifikanz.

Diese Ergebnisse weisen darauf hin, dass Patienten bereits im Prodromalstadium von Risperidon profitieren können. Zurzeit werden diese Befunde in größeren randomisierten plazebokontrollierten Studien weiter untersucht.

4.1.2 Patienten mit überwiegender Plussymptomatik

Die klassischen Symptome der Plussymptomatik wurden bereits in Kapitel 1.3 beschrieben. Darüber hinaus werden häufig noch folgende Symptome unter klinischen Gesichtspunkten zur Plussymptomatik gezählt:

- Ich-Störungen
- Katatonie
- Innere Unruhe und Anspannung
- Erregung
- Aggressivität und Feindseligkeit
- Selbst-/Fremdgefährdung.

In der Akutphase schizophrener Störungen dominieren vor allem Plussymptome, die sowohl mit konventionellen (z. B. Haloperidol) als auch den atypischen Neuroleptika (z. B. Amisulprid, Olanzapin, Quetiapin, Risperidon, Ziprasidon) gut behandelt werden können (Tabelle **8**). Die Wahl und die Applikationsform des einzusetzenden Neuroleptikums richten sich dabei nach der Situation (z. B. den Vorerfahrungen des Patienten, vorherrschende Plus- und/oder Minussymptomatik, Risikofaktoren, Kontraindikationen, Empfindlichkeit gegenüber extrapy-

Tab. **8**   Empfohlene durchschnittliche Dosierungen in der Akuttherapie schizophrener Psychosen mit den gebräuchlichsten oralen Neuroleptika

Substanz	Empfohlene Dosierung (mg/die)
Flupentixol	6–15
Haloperidol	5–15
Amisulprid	400–800
Clozapin*	200–600
Olanzapin	10–20
Quetiapin	300–750
Risperidon	4–6
Ziprasidon	120–160

Bei Bedarf ist eine Kombination mit Benzodiazepinen, z. B. Lorazepam bis zu maximal 7,5 mg/die oral oder mit mittel- bis niedrigpotenten Neuroleptika möglich. Nach den Behandlungsleitlinien der Deutschen Gesellschaft für Psychiatrie, Psychotherapie und Nervenheilkunde (DGPPN) sollte für den einzelnen Patienten die jeweils mögliche niedrigste Dosierung gewählt werden.
*: nur bei gegebener Indikation
Nach Benkert und Hippius 2002

ramidalmotorischen Störungen (EPS), Selbst- oder Fremdgefährdung, Krankheitseinsicht, Compliance) und nicht zuletzt nach den Wünschen des Patienten und den zu erwartenden Nebenwirkungen der Medikation.

Falls im individuellen Fall eine zusätzliche Sedierung gewünscht ist, kann bei atypischen Neuroleptika eine Kombination mit Benzodiazepinen (z.B. Lorazepam, bis zu maximal 7,5 mg/die) oder mittel- bis niedrigpotente Neuroleptika erforderlich sein. Unter Umständen ist eine i.m. Applikation eines Neuroleptikums notwendig.

Liegt eine Selbst- oder Fremdgefährdung vor, die anderweitig nicht abgewendet werden kann, muss der Patient auch gegen seinen Willen eingewiesen bzw. betreut werden.

Bei **Neuroleptika-naiven Patienten** sollten nach den Therapieempfehlungen der NICE und der DGPPN auch in der Akuttherapie atypische Neuroleptika wie z.B. Risperidon bevorzugt werden, um EPS und Nebenwirkungen möglichst zu vermeiden und damit eine langfristige Compliance des Patienten zu erhöhen.

Behandlungsziele
– Behandlung der Akutsymptomatik
– Vermeidung von Selbst- und Fremdgefährdung
– Etablierung einer therapeutischen Beziehung
– Förderung der Compliance
– Information und Aufklärung des Patienten und seiner Angehörigen über die Erkrankung und die Behandlungskonzepte

Wirksamkeit von Risperidon bei Plussymptomatik

Die Wirksamkeit von Risperidon bei Plussymptomatik in der Akutphase konnte in einer Reihe von Doppelblindstudien bestätigt werden (Tabelle **9**):

Demnach ist die Wirksamkeit von Risperidon auf die Plussymptomatik als mindestens gleichwertig mit der von Haloperidol zu beurteilen.

Tab. **9**   Risperidon in der Akutphase (Doppelblindstudien)

Autoren	Pat.	Wirksamkeit	Extraypyramidale Störungen
Marder und Meibach 1994	388	Risperidon = Haloperidol > Plazebo	Haloperidol > Risperidon = Plazebo
Ceskova und Svestka 1993	62	Risperidon = Haloperidol	Risperidon < Haloperidol
Min et al. 1993		Risperidon = Haloperidol	Risperidon < Haloperidol
Peuskens et al. 2000	1254	Risperidon = Haloperidol	Risperidon < Haloperidol
Blin et al. 1996	62	Risperidon > Haloperidol = Levomepromazin	Risperidon < Haloperidol = Levomepromazin
Hoyberg et al. 1993	107	Risperidon = Perphenazin	Risperidon = Perphenazin
Huttunen et al. 1995	98	Risperidon = Zuclopenthixol	Risperidon < Zuclopenthixol

Modifiziert nach Möller et al. 2000

Dies bestätigt auch eine Metaanalyse von Glick et al. (2001), in der Daten aus sieben Studien mit akut exazerbierten Patienten, die entweder mit Risperidon (n = 372) oder anderen Antipsychotika (n = 285, davon Haloperidol: n = 120) behandelt wurden. Bei Studienende wiesen die mit Risperidon behandelten Patienten eine stärkere Abnahme im PANSS-Positiv Subscore (–7,8) auf als die mit anderen Antipsychotika behandelten Patienten (–6,3; $p < 0,01$; davon Haloperidol: –7,1). Ein sehr viel größerer Anteil der mit Risperidon therapierten Patienten zeigte im Vergleich zur Behandlung mit anderen Neuroleptika eine Reduktion im PANSS-Gesamtscore um 20 %, 30 % oder 40 %.

Beobachtungen aus der täglichen Praxis untermauern die Wirksamkeit von Risperidon auf die Plussymptomatik im Akutfall. In einer prospektiven multizentrischen Anwendungsbeobachtung mit über 2400 akut exazerbierten schizophrenen Patienten konnten signifikante Verbesserungen sowohl für die Plus- (62 %) als auch für die Minussymptomatik (43 %) in den jeweiligen Subscores der PANSS innerhalb von 6 Wochen nachgewiesen werden (Pajonk et al. zur Veröffentlichung eingereicht).

4.1.3 Hocherregte und krankheitsuneinsichtige Patienten

Bei hocherregten und insbesondere bei krankheitsuneinsichtigen Patienten, bei denen eine hohe Gefahr der Selbst- oder Fremdgefährdung besteht, muss sofort gehandelt werden.

Im Rahmen der Kontaktaufnahme der Herstellung eines therapeutischen Bündnisses und bei beruhigendem Zureden (Talk down) kann bereits mit der Erhebung der Anamnese begonnen werden. Häufig ist dabei eine Fremdanamnese erforderlich. Auf eine körperliche Untersuchung (Gesamteindruck, neurologische Funktionen) sollte nach Möglichkeit nicht verzichtet werden. Bestehen akute Selbst-/Fremdgefährdung und fehlende Krankheitseinsicht müssen entsprechende Schritte zu einer stationären Unterbringung erfolgen.

Stehen Aggressivität, Suizidalität, Angst und psychomotorische Unruhe im Vordergrund, ist meist eine Sedierung des Patienten sowie unter Umständen eine Fixierung nicht zu umgehen.

Wurden früher bei hocherregten Patienten in der Akutphase ausschließlich konventionelle Antipsychotika eingesetzt, werden heute vermehrt auch die atypischen Neuroleptika in die Akuttherapie mit einbezogen (Abb. **3**, Tabelle **10**).

Der Einsatz von Risperidon eignet sich auch bei hocherregten Patienten. In einer prospektiven, randomisierten, doppelblinden Untersuchung wurden 60 akut psychotische und agitierte Patienten in einer Notaufnahme mit jeweils zwei Milligramm Lorazepam intramuskulär und oraler Gabe von entweder zwei Milligramm Risperidon oder fünf Milligramm Haloperidol behandelt. Vor Beginn der Behandlung sowie 30 und 90 Minuten nach Beginn der Behandlung wurden die psychotischen Symptome der Patienten anhand der Brief Psychia-

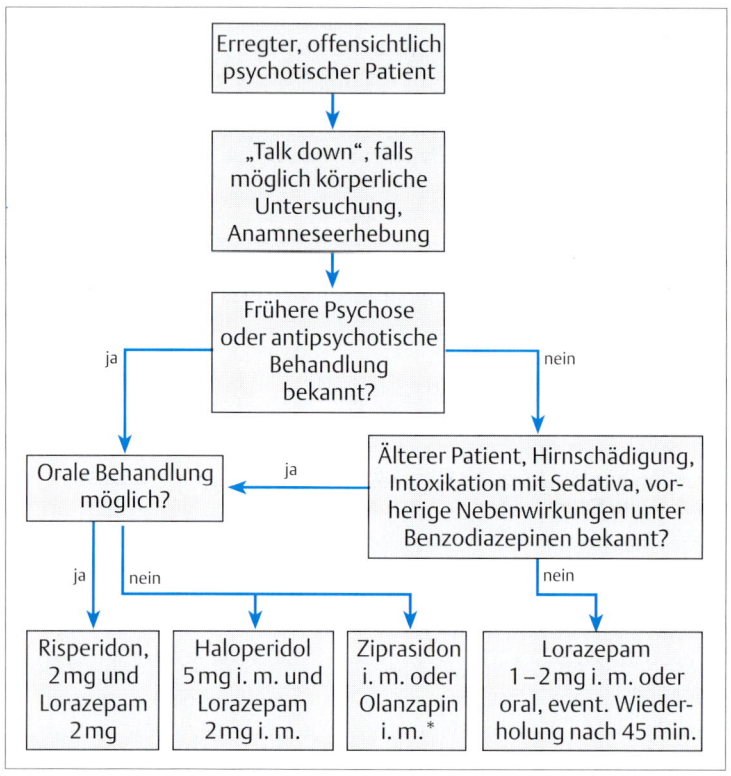

Erregter, offensichtlich
psychotischer Patient

↓

„Talk down", falls
möglich körperliche
Untersuchung,
Anamneseerhebung

↓

Frühere Psychose
oder antipsychotische
Behandlung
bekannt?

ja ← → nein

Älterer Patient, Hirnschädigung,
Intoxikation mit Sedativa, vor-
herige Nebenwirkungen unter
Benzodiazepinen bekannt?

ja →

Orale Behandlung
möglich?

ja   nein   nein

| Risperidon, 2 mg und Lorazepam 2 mg | Haloperidol 5 mg i. m. und Lorazepam 2 mg i. m. | Ziprasidon i. m. oder Olanzapin i. m.* | Lorazepam 1–2 mg i. m. oder oral, event. Wiederholung nach 45 min. |

* In Deutschland zwar zugelassen, aber noch nicht verfügbar

Abb. **3** Atypische Neuroleptika in der Akuttherapie, modifiziert nach Hillard 1998

tric Rating Scale (BPRS) und der Positive and Negative Syndrome Scale (PANSS) beurteilt. Dabei wurden keine signifikanten Unterschiede zwischen der Behandlung mit Risperidon und Haloperidol beobachtet. Hinsichtlich der Verträglichkeit schnitt Risperidon klinisch relevant besser ab als Haloperidol (Currier und Simpson 2001).

Das Ziel einer weiteren Studie war die Untersuchung der Wirksamkeit von Risperidon bei Patienten mit einer akuten Exazerba-

Tab. **10**

Substanz	Durchschnittliche empfohlene Einzeldosis (mg)	Tageshöchstdosis (mg/die)
Medikamentöse orale Soforttherapie und Tageshöchstdosis bei akutem Erregungszustand		
Lorazepam	1–2,5	7,5
Diazepam	10	60
Levomepromazin	50–100	200
Haloperidol	5–10	40–60
Risperidon	2	12
Olanzapin	10	40
Medikamentöse parenterale Soforttherapie und Tageshöchstdosis bei akutem Erregungszustand		
Lorazepam[1]	2–4	7,5
Diazepam[1]	5–10	60
Haloperidol[1]	5–10	40–60
Levomepromazin[2]	25–50	200
Olanzapin[2]*	10	20
Ziprasidon[2]	10–20	40

[1] intramuskulär oder intravenös
[2] nur intramuskulär
* In Deutschland zwar zugelassen, aber noch nicht verfügbar
modifiziert nach Benkert und Hippius 2002

tion einer Schizophrenie, die bei wenigstens zwei von sieben Positiv-Items in der PANSS den Schweregrad 5 (mäßig schwer) erreichen. Die bisher vorliegenden Ergebnisse einer Zwischenauswertung mit 20 Patienten (mittlere Risperidon-Dosis 5,7 ± 1,3 mg/die) zeigen innerhalb des Beobachtungszeitraumes von bis zu 4 Wochen eine signifikante Verbesserung im PANSS-Positiv Subscore von 32 auf 22 Punkte (Pajonk et al., 2002).

Eine signifikante Besserung stark erregter Patienten (PANSS-Erregung Subscore > 15) wurde auch in der Interimsanalyse (n = 2401) der Anwendungsbeobachtung an akut exazerbierten schizophrenen Patienten beobachtet. Es fand sich ein zuverlässiger und rascher Rückgang der Symptomatik speziell bei agitierten und gespannten Patienten (Pajonk et al. eingereicht zur Veröffentlichung) (Abb. **4**).

Fazit: Die bisher vorliegenden Daten bestätigen, dass auch in der Akutsituation bei Patienten mit vorwiegender Plussymptomatik Risperidon eine zumindest mit Haloperidol vergleichbare Wirksamkeit bei gleichzeitig besserer Verträglichkeit aufweist.

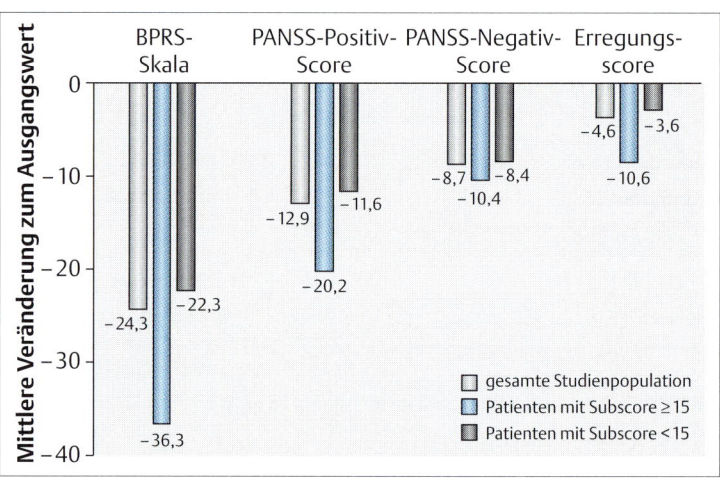

Abb. **4** Rückgang der Symptomatik speziell bei agitierten und gespannten Patienten

4.1.4 Patienten mit überwiegender Minussymptomatik

In der Akutsituation wird bei schizophrenen Patienten die Minussymptomatik (s. Kapitel 1.3) meist von der Plussymptomatik überlagert. In der Regel kann sie am besten in der Prodromalphase, nach Abklingen der akuten Plussymptome oder im Langzeitverlauf beobachtet werden. Viele Patienten benennen jedoch gerade die Minussymptome als diejenigen, durch die sie sich besonders beeinträchtigt fühlen. Dies betrifft in wesentlichem Maß die Alltagskompetenz und die Reintegrationsfähigkeit der Betroffenen. Durch den Einsatz konventioneller Antipsychotika wie Haloperidol werden Minussymptome nur unzureichend gebessert.

Im Gegensatz zu konventionellen Neuroleptika zeichnen sich die atypischen Neuroleptika durch eine gute Wirksamkeit auch bei Minussymptomatik aus, wie beispielsweise eine Metaanalyse von Carman et al. (1995) zeigt: Die zusammenfassende Auswertung von sechs Doppelblindstudien mit akut schizophrenen Patienten ergab für Risperidon (4–8 mg/die) einen signifikant stärkeren Rückgang der Minussymptomatik als für Haloperidol, Perphenazin und Zuclopenthixol. Dies bestätigte auch eine Metaanalyse von Marder et al. (1997). Die Minussymptomatik kann bereits mit 2 mg/die Risperidon signifikant verbessert werden ($p < 0,01$). Bei dominierender Minussymptomatik sollte die Dosierung demnach nicht zu hoch gewählt werden (siehe auch Tabelle **11**).

Tab. **11** Empfohlene durchschnittliche Dosierungen bei überwiegender Minussymptomatik mit atypischen Neuroleptika

Substanz	empfohlene Dosierung (mg/die)
Amisulprid[1]	100–300
Clozapin*	100–400
Olanzapin	5–15
Quetiapin	300–450
Risperidon	2–4
Ziprasidon	20–80

[1]Amisulprid ist als einziges Neuroleptikum auch zur Behandlung bei vorwiegender Negativsymptomatik zugelassen
*: nur bei gegebener Indikation
modifiziert nach Benkert und Hippius 2002

Die Verbesserung der Minussymptomatik kann dabei nicht ausschließlich auf die gute Verträglichkeit von Risperidon, insbesondere nur geringe Inzidenz von EPS, zurückgeführt werden: Eine Analyse von Möller et al. (1995) ergab, dass Risperidon direkt die Minussymptomatik vermindert. Als Mechanismus wird eine noradrenerge Wiederaufnahmehemmung ins präsynaptische Neuron diskutiert (Yoshimura et al. 2000). Allerdings fehlen klinische Studien, die die Wirksamkeit atypischer Neuroleptika bei chronisch schizophrenen Patienten mit stabiler, dominierender Minussymptomatik untersuchen, noch weitgehend.

Plazebokontrollierte Doppelblindstudien bei Patienten mit ausschließlicher Minussymptomatik wurden bisher nur für Amisulprid veröffentlicht, das auch für diese Indikation zugelassen wurde. Empfohlen wird eine Dosierung von 50 bis 300 mg/die Amisulprid.

4.1.5   Patienten mit kognitiven Dysfunktionen

Schizophrene Patienten leiden unter einer Vielzahl kognitiver Dysfunktionen, d. h. Störungen der Informationsaufnahme und -verarbeitung, die Wahrnehmung, Aufmerksamkeit und Gedächtnis beeinträchtigen. Vor allem das Arbeitsgedächtnis sowie das episodische und semantische Gedächtnis sind gestört.

Kognitive Defizite sind ein wesentlicher Prädiktor für die Langzeitprognose, insbesondere in Hinblick auf Compliance und soziale Reintegrationsfähigkeit. Auch das Coping psychotischer Symptome in der Akutphase wird durch kognitive Dysfunktionen erschwert. Eine Behandlung sollte daher von Anfang an auch kognitive Beeinträchtigungen verbessern.

Konventionelle Neuroleptika besitzen allerdings nur einen geringen Effekt auf schizophrene Kognitionsdefizite. Möglicherweise führt die anticholinerge Wirkung typischer – vor allem nieder- und mittelpotenter – Antipsychotika sogar zu einer Verschlechterung der kognitiven Leistungsfähigkeit. Für Risperidon ist eine Verbesserung kognitiver Störungen bereits seit langem erwiesen (Green et al. 1997, Kern et al. 1998). Darüber hinaus belegt eine Metaanalyse von Glick et al. (2001) mit zwölf doppelblinden Kurzzeitstudien (maximal acht Wochen) eine überlegene Wirkung ($p < 0,05$) von Risperidon (n = 1056) auf kognitive Dysfunktionen im Vergleich zu anderen Antipsychotika (n = 703, davon 473 unter Haloperidol). Dies ist vermutlich auf die 5-HT_{2A}-antagonistische Wirkung von Risperidon zurückzuführen (Sharma und Mockler 1998). Neuere Publikationen weisen darauf hin, dass es sich dabei nicht um einen indirekten Effekt (z. B. als Folge verminderter Nebenwirkungen), sondern um einen unabhängigen Bestandteil des Wirksamkeitsprofils von Risperidon handelt (Weiser et al. 2000).

4.1.6 Mangelnde Compliance/Nonresponder

Bei Verdacht auf mangelnde Compliance empfiehlt sich eine Plasmaspiegelkontrolle und gegebenenfalls der Wechsel auf eine andere Applikationsform (z. B. orale Lösung, Schmelztablette, parenterale Formulierung). Liegt nach Messung der Plasmakonzentrationen eine Absorptionsstörung vor oder muss bei gegebener Compliance von einem „fast metabolising" ausgegangen

Tab. **12** Dosierung, Wirkdauer und Pharmakokinetik gebräuchlicher Depotneuroleptika

Substanz	Wirkungs-dauer (Wochen)	Dosierung (mg)	Cmax (Tage)	t ½ (Tage)
Zuclopenthixoldecanoat	2–3	200–400	4–7 d	ca. 19
Flupentixoldecanoat	2–3	20–60	ca. 7 d	ca. 17
Fluphenazindecanoat	2–4	6,25–25	8–36 h	ca. 14
Fluspirilen	1	2–12	2 d	ca. 3–7
Haloperidoldecanoat	3–4	25–200	3–9 d	ca. 21
Perphenazinenanthat	2–4	50–200	2–3 d	4–6
Risperidon	2	25–50	4–5 Wochen	–

Modifiziert nach Benkert und Hippius 2002, sowie Barnes und Curson 1994 werden, kann eine Dosiserhöhung, der Wechsel auf eine parenterale Applikationsform oder ein Substanzwechsel sinnvoll sein.

Gegebenenfalls, z. B. bei mangelnder Compliance, ist eine medikamentöse Behandlung mit Depotpräparaten sinnvoll (Tabelle **12**). Seit der Einführung von Risperidon Microspheres (Handelsname Risperdal CONSTA™) steht das erste atypische Neuroleptikum in Depotform zur Verfügung, das den Vorteil einer Depottherapie mit dem eines atypischen Antipsychotikums verbindet. Damit können viele Vorurteile entfallen, die bisher gegenüber einer Depottherapie mit konventionellen Neuroleptika bestehen.

Mittels Psychoedukation und kognitiv orientierter psychotherapeutischer Intervention kann zudem die Krankheitseinsicht verbessert werden.

4.1.7 Affektive Symptome bei psychotischen Störungen

Affektive Störungen sind ein Grundsymptom der schizophrenen Erkrankung. Darüber hinaus können – vor allem konventionelle – Neuroleptika zusätzlich affektive Symptome, besonders depressive Verstimmungen, hervorrufen. Risperidon und andere atypische Neuroleptika weisen dagegen nach den bisher vorliegenden klinischen Studien einen geringeren depressiogenen Effekt auf.

Peuskens et al. (2000) haben in sechs Doppelblindstudien mit insgesamt 1254 Patienten unter Risperidon (n = 693) eine signifikant höhere und schnellere Verbesserung in den Symptom-Clustern „Angst/Depression" sowie „Erregung/Größenideen" im Vergleich zu Haloperidol (n = 473) und Plazebo ermittelt.

Dies bestätigt auch eine Untersuchung an akut exazerbierten Patienten, die mit 5,1 mg/die Risperidon behandelt wurden. Die depressive Symptomatik (Angst/Depression, Anhedonie) sowie die maniforme Symptomatik (Erregung, Größenideen, Feindseligkeit und Anspannung) verbesserten sich unter Risperidon bei diesen Patienten signifikant (Rüther und Klauder 1999; Pajonk et al. 2002).

Die Besserung der affektiven Symptomatik ist vermutlich auf die 5-HT_{2A}-antagonistische Wirkung von Risperidon zurückzuführen.

Die Ergebnisse dieser Studien zeigen, dass Risperidon auch bei schizophrenen Patienten mit gleichzeitiger affektiver Symptomatik bereits in der Akutphase eine vielversprechende Behandlungsoption darstellt.

4.2 Andere Erkrankungen

4.2.1 Psychotische Symptome bei bipolaren Störungen

Über zwei Drittel aller Patienten mit bipolaren Störungen erleiden nach einer Untersuchung von Goodwin und Jamison (1990) mindestens eine psychotische Episode. Nach den derzeitigen Behandlungsleitlinien wird bei einer akuten Manie die Kombinationstherapie eines Antipsychotikums und eines Stimmungsstabilisierers (MS) empfohlen. Aufgrund seines Rezeptorprofils (Blockade der D_2-, alpha$_2$ und 5-HT$_2$-Rezeptoren), des günstigen Wirkungs-/Nebenwirkungsprofils sowie der guten Kombinierbarkeit mit anderen Substanzen wurde daher in den letzten Jahren das atypische Neuroleptikum Risperidon in dieser Indikation verstärkt untersucht.

Die bisher vorliegenden Studienergebnisse mit Risperidon weisen auf eine gute Wirksamkeit von Risperidon bei bipolaren Erkrankungen hin.

Tab. **13**   Behandlungsalgorithmus mit Risperidon bei affektiven Störungen

Schizoaffektive Störung	Bipolare Störung/ Manie	Psychotische Depression
4–8 mg/die + MS	Hypomanie: 1–4 mg/die + MS	2 mg/die + AD (+ ggf. MS)
	Manie: 4–8 mg/die + MS	
	Erhaltungstherapie: 1–2 mg/die + MS	

nach Vieta et al. 2001
MS = Mood Stabiliser; AD = Antidepressivum

Die verschiedenen Dosierungsschemata von Risperidon bei affektiven Störungen wurden von Vieta et al. 2001 zusammengefasst (Tabelle **13**).

Risperidon bei akuter Manie

Die Wirksamkeit von Risperidon bei akuter Manie untermauern bereits mehrere doppelblinde, plazebokontrollierte Studien beispielsweise die von Yatham (2000) und Sachs et al. (2002). In beiden Untersuchungen war die zusätzliche Gabe von Risperidon der Monotherapie mit einem Stimmungsstabilisierer (Lithium, Valproat oder Carbamazepin) sowie der Kontrollgruppe, die Haloperidol als Additivum erhalten hatte, signifikant überlegen. Anhand der Young Mania Rating Scale wurde bereits nach einer Woche eine statistisch signifikante Verbesserung der Symptomatik unter Risperidon (durchschnittliche Dosierung ca. 4 mg/die) beobachtet (Abb. **5**). Risperidon wirkte dabei besonders gut auf die Bereiche „Aktivi-

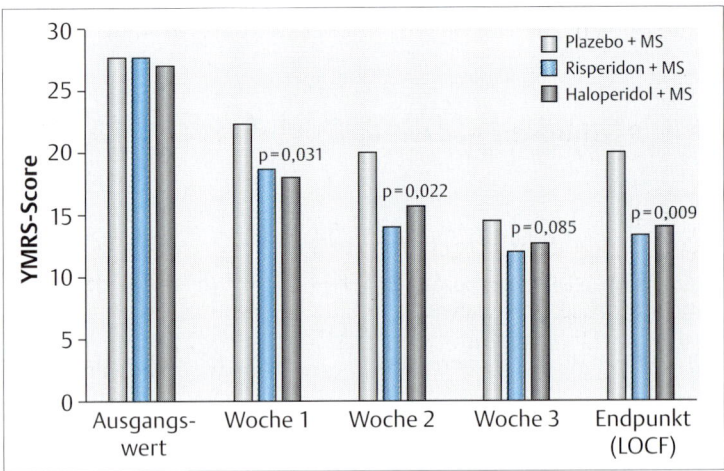

Abb. **5**   Akute Manie: Verlauf der manischen Symptomatik gemessen mittels Young Mania Rating Scale; Signifikanzberechnung Plazebo + MS vs. Risperidon + MS. Nach Sachs et al. 2002

tät", „Feindseligkeit" und „Denkstörungen". Die Verbesserung der manischen Symptome war bei diesen Untersuchungen unabhängig vom Vorliegen psychotischer Symptome, Patienten mit und ohne psychotische Symptome respondierten vergleichbar gut auf die Behandlung mit Risperidon.

In beiden Studien war die Verträglichkeit von Risperidon jener von Haloperidol signifikant überlegen, vor allem hinsichtlich des Auftretens extrapyramidaler Nebenwirkungen. Dies spiegelte sich auch in der Drop-out-Rate wider: Nur 18 der 52 Risperidonpatienten brachen die Studie vorzeitig ab versus 25 der 51 Plazebopatienten und 28 der 53 der mit Haloperidol behandelten Patienten.

Die Kombination von Risperidon mit einem Stimmungsstabilisierer war nach Meinung der Autoren bei akuter manischer Symptomatik deutlich wirksamer als eine Monotherapie mit einem Stimmungsstabilisierer alleine oder in Kombination mit Haloperidol und wurde im Allgemeinen von den Patienten gut vertragen.

Es liegen auch bereits Erfahrungen mit Risperidon in der Monotherapie der Manie vor. In einer doppelblinden Untersuchung im Vergleich zu Haloperidol und Lithium fand sich eine vergleichbare Wirksamkeit von Risperidon (Segal et al. 1998).

4.2.2 Psychotische und therapieresistente Depressionen

Bei psychotischen Depressionen, die häufig nicht auf eine Monotherapie mit Antidepressiva ansprechen, werden in der Regel vorübergehend zusätzlich konventionelle Neuroleptika eingesetzt. Atypische Neuroleptika wie Risperidon bieten hier eine deutlich besser verträgliche Behandlungsoption, wie unter anderem die Untersuchung von Vieta et al. (2001) zeigt. In dieser Studie wurden insgesamt 541 Patienten mit manischen, gemischten oder depressiven Symptomen mit Risperidon (3,9–5,1 mg/die) behandelt. Dabei zeigte sich Risperidon auch bei psychotischer Depression als hoch effektiv.

Es wurde sogar ein eigenständiger antidepressiver Aspekt von Risperidon wiederholt diskutiert (Hillert et al. 1992, Ghaemi 1999, Peuskens et al. 2000). Risperidon reduziert nicht nur zuverlässig psychotische Symptome im Rahmen einer Depression (Hillert et al. 1992), sondern konnte auch im Rahmen einer Augmentationstherapie (Dosierung: 2–4 mg/Tag) bei therapieresistenten Depressionen wiederholt erfolgreich eingesetzt werden (O'Connor und Silver 1998, Ostroff und Nelson 1999).

4.2.3   Psychotische Symptome bei Demenz

Im Rahmen demenzieller Erkrankungen treten psychotische Symptome ebenfalls häufig auf, insbesondere Wahn und Verhaltensauffälligkeiten wie aggressives, unruhiges oder misstrauisches Verhalten. Auch bei diesen Symptomen ist der Einsatz von Neuroleptika angezeigt. Aufgrund der häufig multimorbiden Patienten ist dabei auf eine gute Kombinierbarkeit mit einer oft internistischen Komedikation sowie auf eine gute Verträglichkeit zu achten. Übermäßige Sedierung bzw. Somnolenz kann z.B. die Sturzgefahr erhöhen. Auch kognitive Beeinträchtigungen müssen möglichst vermieden werden. Benzodiazepine oder niederpotente Neuroleptika sollten daher nur mit Vorsicht eingesetzt werden, da sie teilweise anticholinerge Nebenwirkungen haben. Ältere Patienten reagieren deutlich empfindlicher auf Nebenwirkungen als junge Patienten, auch paradoxe Reaktionen kommen gehäuft vor.

Bei diesen Patienten wurde Risperidon von allen atypischen Neuroleptika am besten untersucht. Zwei große doppelblinde plazebokontrollierte Multicenterstudien (De Deyn et al. 1999, Katz et al. 1999) haben die Wirkung von Risperidon (1–2 mg/die) an über 969 Demenz-Patienten mit psychotischen Symptomen und Verhaltensauffälligkeiten bestätigt (Abb. 6). Im Vergleich zu Plazebo wurden signifikante Verbesserungen bezüglich Aggression und anderen Verhaltensauffälligkeiten beobachtet. Die Verträglichkeit war insgesamt gut.

Als erstes und bisher einziges Atypikum wurde Risperidon deshalb zur Behandlung chronischer Aggressivität und psychotischer Symptome bei Demenz zugelassen. Die führenden Fachgesellschaften empfehlen Risperidon bei diesen Patienten aufgrund der fehlenden Tagesmüdigkeit und der fehlen-

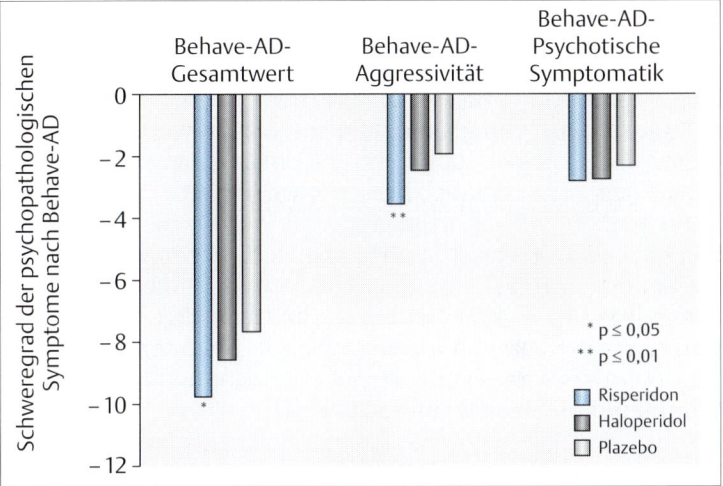

Abb. 6 Verlauf von psychotischen Symptomen und Verhaltensauffälligkeiten bei Demenz-Patienten unter Risperidonbehandlung (Behave AD = The Behavioral Pathology in Alzheimer's Disease Scale. Nach de Deyn 1999)

den anticholinergen Effekte als Mittel der Wahl bei Verhaltensstörungen im Rahmen von Demenzen.

Eine Anwendungsbeobachtung an 4400 ambulanten Patienten mit einer Demenzerkrankung und zusätzlichen nicht-kognitiven Symptomen untermauerte die vorliegenden Ergebnisse. Es erfolgte eine Beurteilung der Symptome Erregtheit, Aggressivität, sozialer Rückzug, krankhaftes Misstrauen, Wahn sowie des Schlaf-Wach-Rhythmus nach einer, zwei, drei und acht Wochen. Außerdem wurde die Wirksamkeit anhand des Globalurteils durch Arzt und Angehörige bestimmt. Bereits nach zwei Wochen hatten sich alle Symptome signifikant im Vergleich zu den Ausgangswerten verbessert. 94 % der Ärzte bezeichneten den Zustand der Patienten als „besser" oder „deutlich besser".

Auch die Patienten, die bereits mit Neuroleptika vorbehandelt waren (12 % mit Melperon, 6 % mit Haloperidol und 3 % mit Dipiperon) und wegen ungenügender Wirksamkeit oder Nebenwirkungen auf Risperidon umgestellt wurden, erzielten eine deutliche Besserung ihrer Symptome. Nach Eindruck der Angehörigen waren die Symptome nach der Umstellung von Melperon „deutlich besser" (45 %) bzw. „besser" (49 %), nach der Umstellung von Haloperidol in 55 % bzw. 38 % „deutlich besser" oder „besser" und nach der Umstellung von Dipiperon in 58 % bzw. 33 % „deutlich besser" oder „besser".

Risperidon wurde insgesamt gut vertragen. Die durchschnittliche Tagesdosis lag bei 1,6 mg, 87 % der Patienten erhielten eine Dosis ≤ 2 mg. Nur 7,6 % der Patienten brachen die Behandlung ab. Eine Sedierung trat nur bei 0,5 % auf, die Häufigkeit von extrapyramidalmotorischen Nebenwirkungen lag bei 0,9 % und damit signifikant seltener als unter den typischen Neuroleptika (Schwalen und Kurz 2002).

4.2.4 Verhaltensstörung mit aggressiven und autoaggressiven Impulsen

Die Behandlung symptomatisch agitierter und aggressiver Patienten im Rahmen unterschiedlicher psychiatrischer Erkrankungen stellt viele Ärzte vor ein nur schwer zu lösendes Problem. Bei akuter Aggression sind schnell wirksame Medikamente erforderlich, die – falls Selbst- oder Fremdgefährdung vorliegen – auch gegen den Willen des Patienten verabreicht werden müssen. Häufig ist in diesem Stadium keine Krankheitseinsicht von Seiten des Patienten vorhanden. Andererseits prägt der erste Kontakt zwischen behandelndem Arzt und Patienten das zukünftige Vertrauensverhältnis.

Eine Anamnese kann in der Regel nur mit Schwierigkeiten erhoben werden, meist sind Fremdanamnesen erforderlich. Eine sofortige genaue Diagnosestellung ist nur im Ausnahmefall möglich. Zur Behandlung standen in diesen Fällen bisher hauptsächlich Benzodiazepine und konventionelle Neuroleptika zur Verfügung. Im Hinblick auf die häufig auftretenden Nebenwirkungen wie starke Sedierung und extrapyramidalmotorische Symptome sollten diese jedoch nicht unkritisch eingesetzt werden. Mittlerweile wurde auch der Einsatz atypischer Neuroleptika in mehreren Studien bei aggressiver Symptomatik untersucht. Für Risperidon liegen Untersuchungen in den Indikationen Schizophrenie und Demenz sowie bei kinder- und jugendpsychiatrischen Störungsbildern vor.

Eine Metaanalyse von sieben kontrollierten Studien ergab eine signifikant größere Wirksamkeit von Risperidon in der Behandlung von Aggression und Feindseligkeit bei schizophrenen Patienten im Vergleich zu konventionellen Neuroleptika (Aleman und Kahn 2001).

Bei Patienten mit demenziellen Erkrankungen konnten zahlreiche Studien ebenfalls eine bessere Wirksamkeit von Risperidon im Vergleich zu Plazebo oder Haloperidol auf Aggresivität und Erregung nachweisen. Eine Übersicht findet sich bei Zaudig (2000).

4.2.5 Aggressives und autoaggressives Verhalten von Jugendlichen

Buitelaar et al. (2001) konnten in einer doppelblinden plazebokontrollierten Studie mit Risperidon (mittlere Dosis 2,9 mg/die) eine signifikante Abnahme der aggressiven Symptomatik im Vergleich zu Plazebo feststellen. Die Verträglichkeit wurde als gut bezeichnet. Wirksamkeit und Sicherheit von Risperidon wurden u. a. auch in den Studien von Findling et al. (2000) und Aman et al. (2002) bei aggressiven oder autoaggressiven Jugendlichen bestätigt. Ähnliche Ergebnisse fanden sich bei Kindern und Jugendlichen mit autistischer Störung (Malone et al. 2002, McCracken et al. 2002).

Risperidon wurde aufgrund dieser Ergebnisse für die Behandlung von Verhaltensstörungen in Form von Impulssteuerungsstörungen mit selbst-/fremdaggressivem oder behandlungsbedürftigem störenden Verhalten bei Intelligenzminderung und Intelligenz im unteren Normbereich bei Kindern und Jugendlichen ab dem 5. Lebensjahr zugelassen.

4.2.6 Autoaggressives Verhalten bei geistig Behinderten

Die Wirksamkeit von Risperidon bei autoaggressivem Verhalten wurde auch in einer offenen Studie von Häßler et al.

(2002) belegt. 20 geistig behinderte Erwachsene (durch-
schnittlicher IQ 53) mit auto- und fremdaggressiven Verhal-
tensweisen, die nicht situativ oder institutionell begründet
waren, wurden mit Risperidon 1 bis 6 mg/die behandelt. Patienten und Betreuer waren zuvor über mögliche Nutzen und
Risiken der Therapie ausführlich aufgeklärt worden. Die Verhaltensstörungen wurden anhand der Disability Assessment
Schedule (DAS) abgeschätzt. Bei den mit Risperidon behandelten Patienten wurde in der dreijährigen Untersuchung eine
signifikante Verbesserung des DAS-Summenscores beobachtet.

5. Dosierungsempfehlungen in der Therapie psychotischer Störungen mit Risperidon

Tab. **14** Dosierungsschemata für Risperidon

Schizophrenie Akuttherapie	Schizophrenie Langzeittherapie	Affektive Störungen	Psychotische Symptome und Verhaltensstörungen bei Demenz	Aggressives Verhalten bei Kindern und Jugendlichen
4–6 mg/die ggf. plus Lorazepam (max. 7,5 mg/die) oder Diazepam (max. 6 × 10 mg/die)	2-6 mg/die	2–6 mg/die; bei akuter Manie ggf. plus Lorazepam (max. 7,5 mg/die) oder Diazepam (max. 6×10 mg/die)	0,5–1 mg/die empfohlene Höchstdosis: 2 mg/die	< 50 kg: 0,25–0,75 mg/die bzw. ≥ 50 kg: 0,5–1,5 mg/die empfohlene Höchstdosis: 2 mg/die
1. Tag 2 mg/die 2. Tag 4 mg/die ab 3. Tag 4–6 mg/die	1. bis 3. Tag 2 mg/die ab 4.Tag 2–6 mg/die	1.Tag 2 mg/die 2.Tag 4 mg/die ab 3. Tag 4–6 mg/die	1. Tag 0,5 mg/die Ab 8. Tag 1 mg/die Ab 15. Tag 1,5 mg/die[*] Ab 22. Tag 2,0 mg/die[*]	1.–3. Tag: 0.25 mg/die (< 50 kg) bzw. 0,5 mg/die (≥ 50 kg) ab 4. Tag: 0,5 mg/die (< 50 kg) bzw. 1,0 mg/die (≥ 50 kg)
Dosisanpassung 0,5 – 2 mg/die	Dosisanpassung 0,5–1 mg/die	Dosisanpassung 0,5 – 2 mg/die	Dosisanpassung 0,5 mg/ Woche	Dosisanpassung 0,5 mg/ Woche

[*] Steigerung nur bei Bedarf
Dosierungen beziehen sich auf Risperidon als Tablette, Schmelztablette oder Lösung (1 ml = 1 mg)
Modifiziert nach Volz 2001

6. Umstellungsempfehlungen

Tab. **15** Umstellung auf Risperidon von anderen Neuroleptika

Umstellungs-zeitraum	Eindosierung von Risperidon	Hochpotente klassische Neuroleptika	Amisulprid	Ziprasidon
1. Woche	Risperidon auf 2–3 mg/die eindosieren	Tagesdosis halbieren	Tagesdosis auf 100–200 mg reduzieren	Tagesdosis halbieren
2. Woche	Risperidon auf Zieldosis anheben	ausschlei-chend absetzen	ausschlei-chend absetzen	ausschlei-chend absetzen
Folgende Wochen	Risperidon-Dosis beibehalten			

Modifiziert nach Volz 2001

Quetiapin	Olanzapin	Clozapin	Stark sedierende Neuroleptika	Klassische Depotneuroleptika
Tagesdosis halbieren	Tagesdosis halbieren	Tagesdosis um ca. 50–100 mg reduzieren	Tagesdosis halbieren	Mit Risperidon in der Mitte des Injektionsintervalls beginnen
Tagesdosis auf 50–100 mg reduzieren	Tagesdosis um ca. 2,5–5 mg senken	Tagesdosis um weitere 50–100 mg reduzieren	Tagesdosis auf 50–100 mg reduzieren	
Über ca. 1 Woche ausschleichend absetzen	Über ca. 1 Woche ausschleichend absetzen	In kleinen Schritten (25–50 mg/Woche) langsam ausschleichend absetzen	Über ca. 2 Wochen ausschleichend absetzen	Dosis des Depotneuroleptikums bei der nächsten Injektion halbieren und danach absetzen

7. Therapieversagen

Bei Nichtansprechen auf das gewählte Medikament sollte nach etwa 4 Wochen auf ein anderes (atypisches) Neuroleptikum umgestellt werden. Besteht der Verdacht, dass der Patient die verordnete Medikation nicht oder nur unregelmäßig einnimmt, empfiehlt sich zunächst eine Plasmaspiegelkontrolle und gegebenenfalls der Wechsel auf eine andere Applikationsform (z. B. orale Lösung, parenterale Formulierung). Eine compliance-sichernde Maßnahme kann auch die Verordnung von schnell löslichen Lingualtabletten, wie Risperdal Quicklet® oder Zyprexa Velotab® darstellen. Durch die rasche Auflösung der Tablette ist das Ausspucken des Wirkstoffes nach der kontrollierten Einnahme nicht möglich. Unter Umständen kann die medikamentöse Behandlung durch den Wechsel auf ein Depotpräparat sichergestellt werden. Ist die Compliance durch schwere oder den Patienten belastende Nebenwirkungen gefährdet, sollte ebenfalls eine Umstellung der Medikation durchgeführt werden. Grundsätzlich können eine begleitende Psychoedukation und kognitiv orientierte psychotherapeutische Interventionen die Compliance verbessern.

8. Erhaltungsphase/ Langzeitbehandlung

Nach einer ersten akuten Phase wird entsprechend den Therapieleitlinien der DGPPN geraten, die neuroleptische Therapie auch bei remittierten Patienten mindestens 12 bis 24 Monate fortzuführen. Nach zwei oder mehr Rezidiven wird empfohlen, die Behandlung über mindestens vier bis fünf Jahre oder ggf. lebenslang fortzusetzen. Die anhaltende Rezidivfreiheit ist das zentrale Ziel der Langzeittherapie der Schizophrenie. Eine erfolgreiche Rezidivprophylaxe verhindert erneute akute Exazerbationen. Dabei hat sich eine kontinuierliche im Vergleich zu einer intermittierenden Behandlung als wesentlich besser rezidivprophylaktisch wirksam erwiesen.

In der post-Akutphase ist es zunächst ein vordringliches Ziel, die Beziehung zwischen Patient und Therapeuten weiter zu festigen. Zur Unterstützung der Rezidivprophylaxe empfiehlt sich eine ausführliche Aufklärung des Betroffenen und ggf. der Angehörigen (siehe Abschnitt Psychoedukation).

Neben der medikamentösen Behandlung sollten darüber hinaus Psychotherapie, Sozio- und Ergotherapie sowie kognitive Trainingsprogramme in verstärktem Maß in den Gesamtbehandlungsplan integriert werden.

Der Verlauf der Erkrankung, die Prognose und die Lebensqualität der Patienten sind in dieser Phase der Erkrankung maßgeblich von der Compliance des Patienten abhängig. Bei frühzeitigem Absetzen der Medikation ist das Risiko hoch, dass rasch ein Rezidiv auftritt. Die Compliance der Patienten ist von zahlreichen Faktoren abhängig; ein wesentlicher Faktor ist die Verträglichkeit der Medikation.

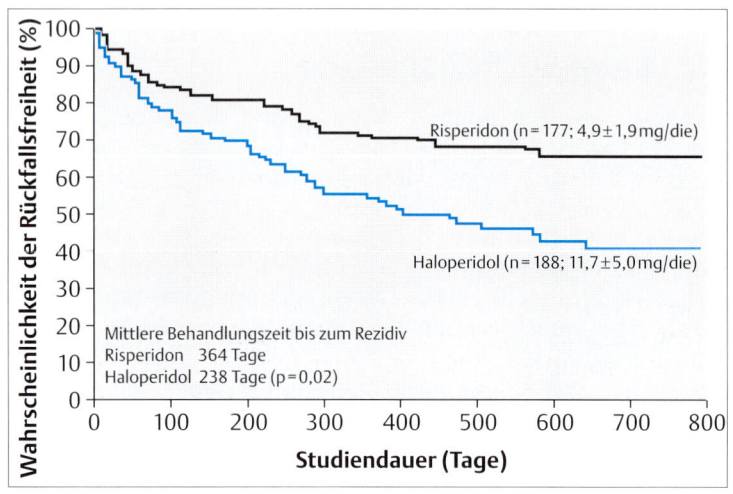

Abb. 7   Rezidivraten unter Risperidon und Haloperidol (nach Czernansky et al. 2002)

Atypische Antipsychotika haben sich besonders in dieser Indikation durchgesetzt und werden als Goldstandard in der Erhaltungstherapie der Schizophrenie angesehen (Möller 2000). Zahlreiche Untersuchungen belegen eine niedrigere Rezidiv- und Rehospitalisierungsrate im Vergleich zu konventionellen Neuroleptika bei verbesserter Verträglichkeit und erhöhter Lebensqualität der Patienten. Auch in dieser Indikation zeichnet sich Risperidon durch eine einzigartige Datenlage mit nachgewiesener Wirksamkeit aus.

In einer randomisierten Doppelblindstudie im Vergleich zu Haloperidol konnte Risperidon das Rückfallrisiko um 48 % senken (Csernansky et al. 2002). Untersucht wurden knapp 400 Patienten mit schizophrenen Psychosen oder schizoaffektiven Störungen. Nach Randomisierung erhielten die Patienten einschleichend Risperidon oder Haloperidol in einer den klinischen Bedürfnissen angepaßten flexiblen Dosierung (mittlere Dosierung 4,9 mg/die bzw. 11,7 mg/die). Es zeigte sich eine signifikante und klinisch relevante geringere Rezidivrate unter Risperidon. Das Risiko für das Auftreten eines Rezidivs (Kaplan-Meier-Funktion) betrug 34 % für Risperidon und 60 % für Haloperidol (Abb. **7**). Darüber hinaus wiesen die mit Risperidon behandelten Patienten eine stärkere Reduktion in allen PANSS (Sub-) Skalen und eine bessere Verträglichkeit im Vergleich zu den Patienten der Haloperidol-Gruppe auf.

Für die Langzeitbehandlung steht Risperidon als erstes Atypikum auch in einer Depotformulierung zur Verfügung. Risperidon Microspheres (Handelsname: Risperdal CONSTA™) basiert auf einem Einschluss des atypischen Antipsychotikums in eine biologisch abbaubare Polymermatrix und wird in einem zweiwöchigen Injektionsintervall verabreicht.

9. Tipps und Tricks

9.1 Prävention

Eine ausführliche Aufklärung der Patienten und seiner Angehörigen über die Erkrankung ist wie schon wiederholt betont, essenziell, um Rückfälle zu vermeiden. Vor allem die Kooperation der Angehörigen ist bei der längerfristigen Therapie oft notwendig und hilfreich. Betroffene können auch gut von Selbsthilfegruppen, die heute in fast jeder Stadt existieren, profitieren (Links siehe am Ende dieses Buches). Angesichts des hohen Risikos für das Auftreten eines Rezidivs kann auch die detaillierte Erstellung eines Notfallplans sinnvoll sein. Dabei sollte am besten schriftlich formuliert werden, wie sich der Betroffene verhalten soll, wen er als erstes anruft, ob er direkt mit dem Arzt Kontakt aufnimmt oder sich an eine andere Vertrauensperson wendet. Bei verlässlichen Patienten kann auch diskutiert werden, ob der Patient seine Medikation im Notfall selbständig verändert.

9.2 Ambulante Führung

Ein entscheidender Schritt für das Gelingen einer Therapie ist der Übergang von der stationären in eine teilstationäre oder ambulante Behandlung. Mit zunehmendem Wiedergewinn der Selbständigkeit steigt auch der Grad der Verantwortung, den der Patient für sich und seine Erkrankung übernehmen muss. Deshalb ist es gerade in der ambulanten Therapie notwendig, dass der Patient den möglichen Verlauf seiner Erkrankung und eventuelle Frühzeichen eines Rezidivs kennt und über seine Behandlung informiert ist. Unter bestimmten Umständen, z. B. zur Verarbeitung von Psychoseerlebnissen oder zur Reintegrierung in einen Arbeitsprozess, können Maßnahmen für den Patienten hilfreich sein, die ihn bei der Auseinandersetzung mit einem psychsosefreien, selbständigen und geregelten Leben unterstützen. Hierzu kann der vorübergehende Aufenthalt in einer Tagesklinik genauso gehören wie das Betreute Wohnen. Angestrebt wird eine zunehmende Eigenständigkeit im gesamten persönlichen, beruflichen und sozialen Leben.

Speziell in dieser Übergangsphase, aber auch im Verlauf der meist mehrjährigen Therapiedauer, sollten Arzt, Co-Therapeut und Patient so eng wie möglich zusammenarbeiten. Erforderlich ist ein individueller Behandlungsplan, der eine gezielte Förderung ermöglicht und eine Unter- oder Überforderung des Patienten vermeidet. In diesen Behandlungsplan sollten Psycho-, Sozio-, Ergotherapie sowie kognitives Training integriert werden. Außerdem können bei bereits teilremittierten Patienten Entspannungs- und Körpertherapieverfahren wie progressive Muskelentspannung, autogenes Training, Tai Chi, Yoga oder Ausdauersportarten frühzeitig zur Anwendung gelangen. In einer späteren Phase der Behandlung kann die Familientherapie unter dem Gesichtspunkt des Abbaus von „high expressed emotions" ein wichtiger Bestandteil der Therapie sein. Zur Aufklärung über die Erkrankung und die Therapieverfahren gehört auch die Information über eventuell auftretenden Nebenwirkungen der Behandlung. Diese Aufklärung ist von besonderer Bedeutung für die Compliance.

Ziel dieses individuellen Behandlungsplans muss es sein, den Patienten so weit wie möglich zu reintegrieren und Rezidive zu vermeiden.

9.3 Rechtliche Grundlagen

Psychiatrische Therapie beruht auf den Grundsätzen der Bedürftigkeit, Angemessenheit und Freiwilligkeit.

Speziell in der Psychiatrie treten jedoch häufig Situationen auf, in denen zur Abwendung eines größeren Schadens gegen die

o. g. Prinzipien verstoßen werden muss. Eine solche Situation liegt vor, wenn ein Patient sich oder andere gefährdet oder schädigt oder diese Schädigung unmittelbar bevorsteht und der Patient die zur Abwendung des Schadens notwendigen Maßnahmen nicht freiwillig ausführt. Im Sinne der Gefahrenabwehr darf der Arzt dann körperliche Untersuchung, Maßnahmen zur Ernährung und gesundheitlichen Betreuung durchführen, unter Umständen nach Verabreichung von Medikamenten unter Zuhilfenahme einer mechanischen Fixierung. Die jeweiligen Bestimmungen für eine Unterbringung und/oder Behandlung gegen den Willen des Patienten unterliegen der Ländergesetzgebung und sind üblicherweise in den Psychisch Kranken Gesetzen (Psych KG) oder Unterbringungsgesetzen (UG) geregelt. Steht der Patient bereits unter Betreuung (§ 2206 BGB), so kann der Betreuer die Unterbringung bzw. Behandlung auch selbst veranlassen.

Nach einer Zwangseinweisung durch Polizei, Ordnungsamt oder Ärzte muss spätestens bis zum Ende des folgenden Tag nach der Einweisung über die Fortführung dieser Maßnahme gerichtlich entschieden sein. Bei entsprechendem ärztlichen Zeugnis kann eine sofortige Unterbringung auch ohne vorherige richterliche Entscheidung herbeigeführt werden. Liegt eine aktuelle ärztliche Untersuchung vor, wird beim Amtsgericht über die zuständige Ordnungsbehörde (z. B. Polizei) die Zwangsunterbringung beantragt.

Grundsätzlich sollte der Patient aber davon überzeugt werden, dass er freiwillig und auf eigenen Wunsch untergebracht und behandelt wird. Die schriftliche Bestätigung dieser Aussage wird empfohlen.

9.4 Schwangerschaft und Stillzeit

Ein teratogenes Potenzial von Neuroleptika wurde bisher noch nicht eindeutig nachgewiesen. Allerdings wurden unter Phenotiazinen Fehlbildungen der kardiovaskulären Organe, des ZNS und des Skeletts beobachtet. Unter konventionellen Neuroleptika wurden extrapyramidalmotorische Störungen des Neugeborenen berichtet, wobei sich Tremor und motorische Unruhe nach einigen Tagen wieder zurückbildeten. Systematische Untersuchungen zur Sicherheit von Neuroleptika in der Schwangerschaft fehlen jedoch. Es wird deshalb empfohlen, zumindest im ersten Trimenon möglichst auf die Gabe von Neuroleptika zu verzichten. Erfahrungen zu atypischen Neuroleptika fehlen weitgehend.

Neuroleptika können auch in die Muttermilch übergehen. Mütter, die Neuroleptika einnehmen müssen, sollten daher möglichst nicht stillen.

10. Links/Internetadressen

www.aanb.de: Arbeitsgemeinschaft Angehöriger Psychisch Kranker e.V.: Hilfestellung zur Selbsthilfe, Telefonbereitschaft durch erfahrene Angehörige, Links und Adressen von Landesverbänden etc.

www.agnp.de: Arbeitsgemeinschaft für Neuropsychopharmakologie und Pharmakopsychiatrie (AGNP): Links zu Datenbanken medizinisch-wissenschaftlicher Recherchen und zu wissenschaftlichen Zeitschriften. Veranstaltungshinweise

www.bapk.de: Bundesverband der Angehörigen psychisch Kranker: Texte von Psychiatrie-Erfahrenen und Angehörigen, Informationen zu Diagnose und Therapie

www.bkjpp.de: Berufsverband der Ärzte für Kinder- und Jugendpsychiatrie und Psychotherapie in Deutschland e.V.: Datenbank zum ambulanten und stationären kinder- und jugendpsychiatrischen und -psychotherapeutischen Behandlungsangeboten in Deutschland als Information für Fachleute, Patienten, Eltern und Betreuer; Aufteilung in Praxen, Ambulanzen und Kliniken

www.bvdn.de: berufspolitische Vertretung der niedergelassenen Ärzte für Neurologie, Psychiatrie und Nervenheilkunde: Auflistung von Seminarterminen, außerdem Links zu weiteren Institutionen, aktuelle Meldungen aus Politik und Wirtschaft

www.dgbs.de: Deutsche Gesellschaft für Bipolare Störungen e.V. (manisch-depressive Erkrankungen): Literaturtipps und Auszüge aus Fachbüchern/Fachzeitschriften, Adressen und Links

www.dgppn.de: Deutsche Gesellschaft für Psychiatrie, Psychotherapie und Nervenheilkunde (DGPPN): Adressen zur psychiatrischen Versorgung sowie Aus- und Weiterbildung, Stellungnahmen, Pressemitteilungen der DGPPN, Therapieleitlinien

www.dgps.de: Deutsche Gesellschaft für Psychiatrie

www.gfts.de: Gesellschaft zur Förderung empirisch begründeter Therapieansätze bei schizophrenen Menschen

www.irrsinnig-menschlich.de: Verein für Öffentlichkeitsarbeit in der Psychiatrie

www.kompetenznetz-schizophrenie.de: Projektverbund: umfassende Informationen und Forschungsansätze

www.kuckuck.solution.de: gut gemachte Seite über Schizophrenie, Ursachen und Behandlung aus Sicht eines Betroffenen

www.medicine-worldwide.de: Symptome, Häufigkeit, Diagnosen, Ursachen, Hilfsmaßnahmen, Therapien und Prognosen psychischer Störungen, Buchtipps und mehr

www.openthedoors.com: Informationen auch für Betroffene, Freunde und Angehörige, Erlebnisberichte, richtet sich aktiv gegen die Stigmatisierung psychisch Kranker

www.psychiatrie-aktuell.de: aktuelle und wissenschaftlich fundierte Informationen zu psychiatrischen Störungen, deren Ursachen und Behandlungsmöglichkeiten sowie weiterführende Anregungen zum Umgang mit den jeweiligen Erkrankungen, kommentierte Linkssammlung, ergänzende Services in Spezialgebieten

www.psychiatrie.de: Forum für Diskussion und Erfahrungsaustausch zwischen Ärzten, Psychiatrieerfahrenen, Angehörigen und Öffentlichkeit

www.stimmenhoeren.de: Netzwerk Stimmenhören e.V.: Stimmenhörerjournale, aktuelle Termine, Diskussionsforum, bundesweite Kontaktpersonen und Gruppen und weiterführende Links

www.wiedereingliederung-leipzig.de: Integrationsfirmen/soziale Unternehmen

11. Weiterbildungsangebote

Weiterbildungsangebote für Ärzte zum Thema Schizophrenie finden sich unter anderem bei:

www.psychiatrie-aktuell.de: unter der Rubrik Services informiert der Punkt „Fortbildungen" über interessante lokale und bundesweite Veranstaltungen

www.dgppn.de: die DGPPN informiert unter der Rubrik Kongresse auch über Fortbildungen mit entsprechenden Links

www.medknowledge.de/aerzte/psychiatrie-fortbildung.htm: Online-Fortbildung Psychiatrie und Psychotherapie: CME-Punkte sind per Internet-Kolloquium zum Thema Schizophrenie erhältlich

www.multimedica.de/public/fachportal/neuro/: multimedica-Kongresskalender sowie aktuelle Kongressberichte

www.bdvn.de: die BDVN-, BDN- und BVDP-Berufsverbände bieten die Fortbildungsakademie für psychiatrische und neurologische Fortbildung an sowie qualitätskontrollierte Fortbildungsseminare mit Inhaltsangabe und Informationen zu den Referenten

www.bkh-augsburg.de/docb.htm: Fortbildung des Bezirkskrankenhauses Augsburg

www.bundesaerztekammer.de/30/Fortbildung/index.html: Materialien der Bundesärztekammer, Veranstaltungen der Bundesärztekammer, bundesweiter Fortbildungskalender, Fortbildungszertifikat

www.medscape.com/Home/CMEcenter/CMEcenter.html: das CME-Center aus den USA

12. Literatur

Aleman A, Kahn RS. Effects of the atypical antipsychotic risperidone on hostility and aggression in schizophrenia: a meta-analysis of controlled trials. Eur Neuropsychopharmacol 2001; 11: 289–293

Allison DB, Mentore JL, Heo M et al. Antipsychotic-induced weight gain: a comprehensive research synthesis. Am J Psychiatry 1999; 156: 1686–1696

Aman MG, De Smedt G, Derivan A, Lyons B, Finling RL. Double-blind, placebo-controlled study of risperidone for the treatment of disruptive behaviors in children with subaverage intelligence. Am J Psychiatry 2002; 159: 1337-1346

Bandelow B. Therapie mit Neuroleptika. In: Fox JM, Rüther E. Handbuch der Arzneimitteltherapie, Band I, Psychopharmaka. Stuttgart, Georg Thieme Verlag, 1999: 117–169

Barnes TRE, Curson DA. Long-term depot antipsychotics. A risk-benefit assessment. Drug Safety 1994; 10: 464–479

Benkert O, Hippius H. Kompendium der Psychiatrischen Pharmakotherapie. Heidelberg, Springer Verlag, 4. Auflage, 2002

Bleuler E. Dementia praecox oder Gruppe der Schizophrenien. In: Aschaffenburg G (Hrsg.). Handbuch der Psychiatrie. Leipzig, Deuticke, 1911

Blin O, Azorin JM, Bouhours P. Antipsychotic and anxiolytic properties of risperidone, haloperidol, and methotrimeprazine in schizophrenic patients. J Clin Psychopharmacol 1996; 16: 38-44

Buitelaar IK, van der Gaag RJ, Cohen-Kettenis P, Melman CT. A randomised controlled trial of risperidone in the treatment of aggression in hospitalized adolescents with subaverage cognitive abilities. J Clin Psychiatry 2001; 62: 239-248

Cannon TD, Huttunen MO, Dalstrom M et al. Antipsychotic drug treatment in the prodromal phase of schizophrenia. Am J Psychiatry 2002; 159: 1230–132

Carman J, Peuskens J, Vangeneugden A. Risperidone in the treatment of negative symptoms of schizophrenia: a meta-analysis. Int Clin Psychopharmacol 1995; 10: 207–213

Ceskova E, Svestka J. Double-blind comparison of risperidone and haloperidol in schizophrenic and schizoaffective psychoses. Pharmacopsychiatry 1993; 26:121–124

Conley R, Mahmoud R. A randomized double-blind study of risperidone and olanzapine in the treatment of schizophrenia or schizoaffective disorder. Am J Psychiatry 2001; 158: 765–774

Crow TJ. The molecular pathology of schizophrenia. More than one disease process. Brit Med J 1980; 280: 66–68

Crow TJ. The two-syndrome concept: origins and current status. Schizophrenia Bull 1985; 11: 471–486

Csernansky JG, Mahmoud R, Brenner R. A comparison of risperidone and haloperidol for the prevention of relapse in patients with schizophrenia. N Engl J Med 2002; 346: 16–22

Currier GW, Simpson GM. Risperidone Liquid Concentrate and oral Lorazepam versus intramuscular Haloperidol and intramuscular Lorazepam for treatment of psychotic agitation. J Clin Psychiatry 2001; 62: 153–157

De Deyn PP, Rabheru K, Rasmussen A, Bocksberger JP, Dautzenberg PL, Eriksson S, Lawlor BA. A randomized trial of risperidone, placebo, and haloperidol for behavioral symptoms of dementia. Neurology 1999; 53: 946–955

Dilling H, Mombour W, Schmidt MH (Hrsg.). Internationale Klassifikation psychischer Störungen. Bern, Hans Huber, 1994

Falkai P, Scherk H. Schizophrenie, schizotype und wahnhafte Störungen. In: Kasper S, Volz HP (Hrsg.). Psychiatrie compact. Stuttgart, Georg Thieme Verlag, 2002

Findling RL, McNamara NK, Branicky LA, Schluchter MD, Lemon E, Blumer JL. A double-blind pilot study of risperidone in the treatment of conduct disorder. J Am Acad Child Adolesc Psychiatry 2000; 39: 509-516

Ghaemi SN. Do atypical antipsychotic agents have antidepressant properties? International Drug Therapie Newsletter 1999; 24: 68–69

Glick ID, Lemmens P, Vester-Blokland E. Treatment of the symptoms of schizophrenia: a combined analysis of double-blind studies comparing risperidone with haloperidol and other antipsychotic agents. Int Clin Psychopharmacol 2001; 16: 265–274

Goodwin FK, Jamison KR. Manic-depressive Illness. New York, Oxford University Press, 1990

Green MF, Marshall BD Jr., Wirshing WC et al. Does risperidone improve verbal working memory in treatment-resistant schizophrenia? Am J Psychiatry 1997; 154: 799–804

Hässler F, Buchmann J, Bohne S. Möglichkeiten und Grenzen der Behandlung aggressiven Verhaltens bei Menschen mit geistiger Behinderung mit Risperidon. Nervenarzt 2002; 73: 278–282

Hillard JR. Emergency treatment of acute psychosis. J Clin Psychiatry 1998; 59 Suppl 1: 57–60

Hillert A, Maier W, Wetzel H, Benkert O. Risperidone in the treatment of disorders with a combined psychotic and depressive syndrome – a functional approach. Pharmacopsychiatry 1992; 25: 213–217

Hoyberg OJ, Fensbo C, Remvig J, Lingjaerde O, Sloth-Nielsen M, Salvesen I. Risperidone versus perphenazine in the treatment of chronic schizophrenic patients with acute exacerbations. Acta Psychiatr Scand. 1993; 88: 395–402

Huttunen MO, Piepponen T, Rantanen H, Larmo I, Nyholm R, Raitasuo V. Risperidone versus zuclopenthixol in the treatment of acute schizophrenic episodes: a double-blind parallel-group trial. Acta Psychiatr Scand 1995; 91:271–277

Katz IR, Jeste DV, Mintzer JE et al. Comparison of risperidone and placebo for psychosis and behavioral disturbances associated with dementia: a randomized, double-blind trial. Risperidone Study Group. J Clin Psychiatry 1999; 60: 107– 115

Kern RS, Green MF, Marshall BD Jr. et al. Risperidone vs. haloperidol on reaction time, manual dexterity, and motor learning in treatment-resistant schizophrenia patients. Biol Psychiatry 1998; 44: 726–732

Kleinberg DL, Davis JM, de Coster R et al. Prolactin levels and adverse events in patients treated with risperidone. J Clin Psychopharmacol 1999; 19: 57–61

Kraepelin E. Lehrbuch der Psychiatrie. 8. Auflage. Leipzig, Barth, 1913

Malone RP, Maislin G, Choudhury MS et al. Risperidone treatment in children and adolescents with autism: short- and long-term safety and effectiveness. J Am Acad Child Adolesc Psychiatry 2002; 41(2): 140–147

Marder SR, Meibach RC. Risperidone in the treatment of schizophrenia. Am J Psychiatry 1994; 151: 825–835

Marder SR, Davis JM, Chouinard G. The effects of risperidone on the five dimensions of schizophrenia derived by factor analysis: combined results of the North American trials. J Clin Psychiatry 1997; 58: 538–546

McCracken JT, McGough J, Shah B et al. Risperidone in children with autism and serious behavioral problems. N Engl J Med 2002; 347: 314–321

Min SK, Rhee CS, Kim CE, Kang DY. Risperidone versus haloperidol in the treatment of chronic schizophrenic patients: a parallel group double-blind comparative trial. Yonsei Med J 1993; 34:179–190

Möller HJ, Müller H, Borison RL et al. A path-analytical approach to differentiate between direct and indirect drug effects on negative symptoms in schizophrenic patients. European Arch Psychiatry Clin Neurosci 1995; 245: 45–49

Möller HJ. State of the art of drug treatment of schizophrenia and the future position of the novel/atypical antipsychotics. World J Biol Psychiatry 2000; 1: 204–214

Naber D, Lambert M, Krausz M. Atypische Neuroleptika in der Behandlung schizophrener Patienten. Bremen, Uni-med Verlag, 2001

Naber D, Moritz S, Lambert M, Pajonk FG et al. Improvement of schizophrenic patients' subjective well-being under a typical antipsychotic drugs. Schizophr Research 2001; 50: 79-88

O'Connor M, Silver H. Adding risperidone to selective serotonin reuptake inhibitors improves chronic depression. J Clin Psychopharmacol 1998; 18: 89–91

Ostroff RB, Nelson JC. Risperidone augmentation of selective serotonin reuptake inhibitors in major depression. J Clin Psychiatry 1999; 60: 256–259

Pajonk FG, Raedler TJ, Schreiner A, Wiedemann K. Effectiveness of risperidone in highly agitated schizophrenic patients. European Neuropsychopharmacol 2002; 12 (Suppl. 3): S276

Pajonk FG, Schreiner A, Peters S et al. Initialtherapie mit Risperidon in der Akutbehandlung schizophrener Patienten. Eingereicht zur Veröffentlichung

Peuskens J, Van Baelen B, De Smedt C, Lemmens P. Effects of risperidone on affective symptoms in patients with schizophrenia. Int Clin Psychopharmacol 2000; 15: 343–349

Rüther E, Klauder A. Efficacy of risperidone on affective symptoms in acute schizophrenia. Europ Neuropsychpharmacol 1999; 9 (Suppl. 5): 261–262

Sachs GS, Grossman F, Ghaemi SN et al. Combination of a mood stabilizer with risperidone or haloperidol for treatment of acute mania: a double-blind, placebo-controlled comparison of efficacy and safety. Am J Psychiatry 2002; 159:1146–1154

Schneider K. Klinische Psychopathologie. Stuttgart, Georg Thieme Verlag, 1971

Schotte A, Janssen PF, Gommeren W et al. Risperidone compared with new and reference antipsychotic drugs: in vitro and in vivo receptor binding. Psychopharmacology 1996; 124: 57–73

Schwalen S, Kurz A. Risperidon zur Behandlung von Verhaltensstörungen bei Demenz. Nervenheilkunde 2002; 21: 208–213

Segal J, Berk M, Brook S. Risperidone compared with both lithium and haloperidol in mania: a double-blind randomized controlled trial. Clinical Neuropharmacology 1998; 21: 176–180

Sharma T and Mockler D. The cognitive efficacy of atypical antipsychotics in schizophrenia. J Clin Psychopharmacol 1998; 18 (Suppl 1): 12 S–19 S

Velligan DI, Newcomer J, Pultz J et al. The functional significance of symptomatology and cognitive function in schizophrenia. Schizophr Res 1997; 25: 21–31

Vieta E, Goikolea JM, Corbella B et al. Risperidone safety and efficacy in the treatment of bipolar and schizoaffective disorders: results from a 6-month, multicenter study. J Clin Psychiatry 2001; 62: 818–825

Volz HP. Blickpunkt Risperidon. Stuttgart, Aesopus Verlag, 2001

Weiser M, Shneider-Beeri M, Nakash N et al. Improvement in cognition associated with novel antipsychotic drugs: a direct drug effect or reduction of EPS? Schizophr Res 2000; 46: 81–89

Yatham LN. Safety and efficacy of risperidone as combination therapy for the manic phase of bipolar disorder: preliminary findings of a randomized, double-blind study (RIS-INT–46). Int J Neuropsychopharm 2000; 3 (Suppl. 1): S143

Yoshimura R, Nakamura J, Ueda N, Terao T. Effect of risperidone on plasma free 3-methoxy–4-hydroxyphenylglycol (pMHPG) levels in schizophrenic patients: relationship among plasma concentrations of risperidone and 9-hydroxyrisperidone, pMHPG levels, and clinical improvement. Int Clin Psychopharmacol 2000; 15: 175–180

Zaudig M. A risk-benefit assessment of risperidone for the treatment of behavioral and psychological symptoms in dementia. Drug Safety 2000; 23: 183–195

Sachverzeichnis

Tab. **15**   Umstellung auf Risperidon von anderen Neuroleptika

Umstellungs-zeitraum	Eindosierung von Risperidon	Hochpotente klassische Neuroleptika	Amisulprid	Ziprasidon
1. Woche	Risperidon auf 2–3 mg/die eindosieren	Tagesdosis halbieren	Tagesdosis auf 100–200 mg reduzieren	Tagesdosis halbieren
2. Woche	Risperidon auf Zieldosis anheben	ausschlei-chend absetzen	ausschlei-chend absetzen	ausschlei-chend absetzen
Folgende Wochen	Risperidon-Dosis beibehalten			

Modifiziert nach Volz 2001